„Tue Deinem Leib etwas Gutes,
damit Deine Seele Lust hat, darin zu wohnen."
Theresa von Avila, Mystikerin, 1515–1582

Die 14-Tage-Detox-Kur

Entgiften und Kraft tanken
mit genussvollen Rezepten

Dr. Claudia Nichterl

av BUCH

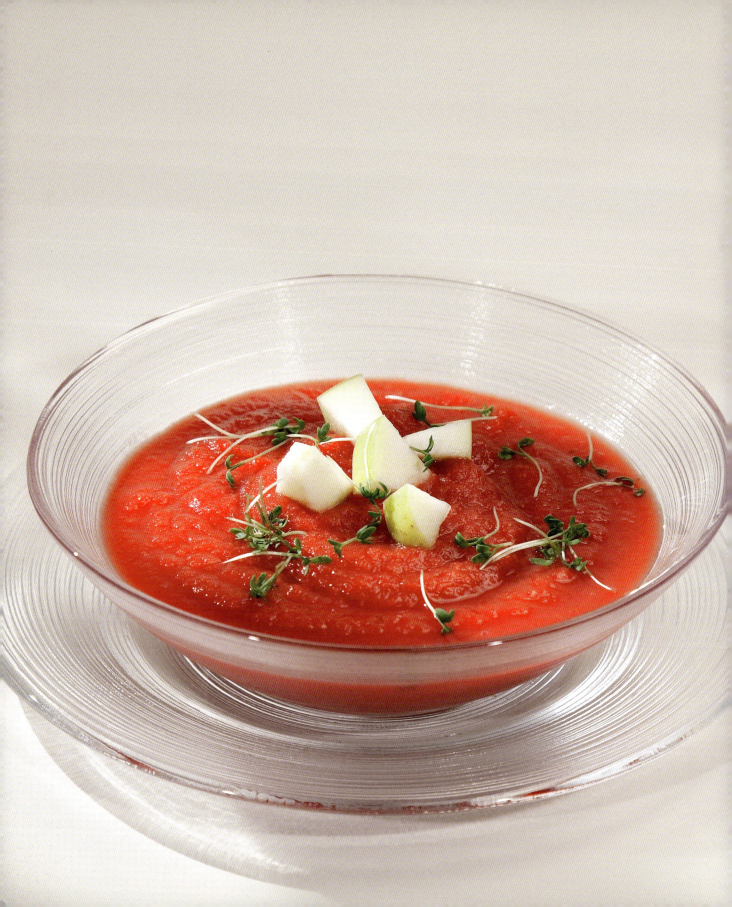

Inhalt

Über dieses Buch 6

Werden Sie Schwere los 7
Säuren und Basen im Gleichgewicht 12
Typgerecht wohlfühlen und gesund bleiben 22
20 Schätze der Detox-Küche 24
Heilpflanzen zum Entgiften und Entschlacken 27

Jetzt geht's los 30
Die 14-Tage-Detox-Kur – Genuss pur! 32
Gemüsetag – bunt und vielfältig 38
Getreidetag – gesund und mineralstoffreich 47
Kartoffeltag – nährend und entwässernd 56

Frühstück und Obst 62

Mittag oder Abend 78

Rezepte von A bis Z 110
Kleiner Küchendolmetscher 111
Verwendete Literatur 111

Über dieses Buch

Es ist der Traum der Menschheit: möglichst lange bei bester Gesundheit leben. Wer sich ausgewogen ernährt und regelmäßig Bewegung in sein Leben einbaut, hat gute Chancen auf ein langes Leben. Die Realität sieht oft anders aus, täglich muss unser Körper mit einer Vielzahl an Belastungen zurechtkommen. Damit sind nicht nur Umweltgifte gemeint, meist sind wir selbst daran beteiligt, wenn wir etwa auf der Couch liegen, statt uns in frischer Luft zu bewegen. Statt selbst gekochtem Essen mit frischen Zutaten gibt es ein Fertiggericht oder eine Packung Chips. Viele Menschen sind der Meinung: Der Aufwand zum Selbstkochen lohnt doch nicht. Mit der Zeit merken wir die Auswirkungen dieses Lebensstils: Wir fühlen uns unwohl, der Bauch ist aufgebläht, wir sind ständig müde, das Immunsystem beginnt zu schwächeln. Auch durch äußere Einflüsse wie Rauchen, UV-Strahlung (übermäßige Sonne ohne Schutz) oder Stress werden unser Körperzellen geschwächt.

Als Ernährungsberaterin werde ich von Kunden, die sich „übersäuert" fühlen, immer wieder mit dem Thema Säure-Basen-Haushalt konfrontiert. Klienten mit chronischen Krankheiten, Befindlichkeitsstörungen oder einfach Gesundheitsbewusste und -interessierte nehmen immer öfter das Wort „Detox" in den Mund. Detox ist die Kurzform von Detoxifizierung (Entgiftung). Sie fragen nach Maßnahmen zum Entgiften, Entschlacken und Entsäuern. Vorbeugen ist besser als Reparieren. Das ist auch ein Prinzip der TCM (Traditionelle Chinesische Medizin). Schon im alten China wussten die TCM-Spezialisten, dass es besser ist, einen Brunnen zu graben, ehe man durstig ist. Regeneration und Entschlackung hat heute nichts mehr mit Kasteiung zu tun. Mit der 14-Tage-Detox-Kur sollen Sie eine spannende und lustvolle Reise zu sich selbst vornehmen. Eine Detox-Kur ist keine extreme Fastenkur, sondern ein gesundes Angebot, das Ihren Körper (im Alltag) entlastet. Mit einfachen Veränderungen, die Sie sofort spüren, können Sie langfristig eine gute Basis für lebenslanges Wohlfühlen legen.

Eine Ernährungsumstellung steigert das Wohlbefinden von Körper, Geist und Seele. Mit Rezepten zum Genießen werden Sie langsam und nachhaltig an einen gesünderen Lebensstil herangeführt. Ein Gefühl der Stärkung wird sich bereits nach wenigen Tagen einstellen. Die ersten Erfolge machen sich auch durch vitaleres Aussehen, straffere Haut, mehr Konzentration und Leistungsfähigkeit bemerkbar. Dieses Buch versorgt Sie mit Informationen zum derzeitigen Wissensstand im Hinblick auf Säure-Basen-Haushalt, Entschlackung und Detoxifizierung. Der Praxisteil bietet eine Anleitung für eine 14-Tage-Detox-Kur. Die tragende Säule der Detox-Kur ist eine unkomplizierte und abwechslungsreiche Kost mit viel Gemüse, Getreide, Kartoffeln, Fisch, Huhn und frischen Kräutern. Die Rezepte sind rasch zubereitet und leicht verdaulich. Die Detox-Küche hilft Ihrem Körper Selbstheilungskräfte zu aktivieren. Sie ist reich an Vitaminen, Mineralstoffen und natürlichen Antioxidanzien, die gegen freie Radikale im Körper wirken, Ihr Wohlbefinden steigern, Energie und Vitalität fördern.

Eine genussvolle Detox-Kur wünscht

Claudia Nickel

PS: Vielen Dank an meine Mitarbeiterin Mag. Claudia Pirko-Königsberger, die mich bei den Recherchen zu diesem Buch tatkräftig unterstützt hat. Über Feedback würde ich mich freuen. Besuchen Sie dazu meine Website www.essenz.at oder schreiben Sie an beratung@essenz.at. Vielen Dank!

Werden Sie Schwere los

Entschlacken, entgiften, fasten – oder ganz neu: Detox –, all das sind Begriffe, die für ein inneres Großreinemachen stehen. Der Trend dazu ist ungebrochen. Eine Vielzahl von Programmen und Kuren verspricht mehr Gesundheit, eine schlankere Figur, eine schönere Haut und bessere Laune. Aktuell hoch im Kurs steht Detox (von Detoxifizierung, deutsch: Entgiftung), ein Begriff, der ursprünglich beim Entzug in der Drogentherapie verwendet wurde. Heute ist Detox ein Synonym für Fasten-, Entgiftungs- oder Entschlackungskuren. Besonders angesagt ist Detox in den USA, wo die Reichen und Schönen auf strenge Programme schwören und es eine Vielzahl von Produkten gibt – vom entgiftenden Shampoo oder Duschgel bis zum entschlackenden Mineralwasser. Die meisten dieser Produkte sind nur gute Marketingbotschaften, aber ansonsten wirkungslos.

Die innere Reinigung ist ein urmenschlicher Wunsch. Seit Jahrtausenden werden in allen Weltanschauungen und Religionen Fastenrituale praktiziert. Ausleitende Kuren haben eine lange und erfolgreiche Tradition. Die Entstehungsgeschichte der Entschlackung reicht in der westlichen Welt allerdings nur zum Ende des 19. Jahrhunderts zurück. Otto Buchinger, Arzt und Begründer einer Fastenmethode, war einer der Pioniere auf diesem Gebiet und benutzte den Begriff Entschlackung. Die ursprüngliche Bedeutung meinte eine körperliche, geistige und spirituelle „Reinigung". Schon Paracelsus meinte, das mit Körperschlacken verunreinigte „stöckige" Blut der Venen müsse durch Entziehungskuren wie Schröpfen, Skarifizieren (Ritzen) und Aderlass entfernt werden. Ergänzt wurden diese Kuren damals mit Einläufen, Bädern und Schwitzkuren. Klassische Methoden waren auch die Ausleitung über die Ernährung – etwa durch Entlastungs- oder Fastentage – oder die Hydrotherapie nach Kneipp. Auch spezielle Kräuter und Heilpflanzen unterstützen die Ausleitung. Der Organismus wird durch all diese Verfahren dazu angeregt, seine verlangsamte oder gar gestörte Selbstregulation wieder anzukurbeln. Körpereigene Heilungsprozesse kommen in Gang. Oft können andere Naturheilverfahren erst nach der Ausleitung richtig ihre Wirkung entfalten. Sinnvollerweise sollte dies in fachkundigen Händen liegen.

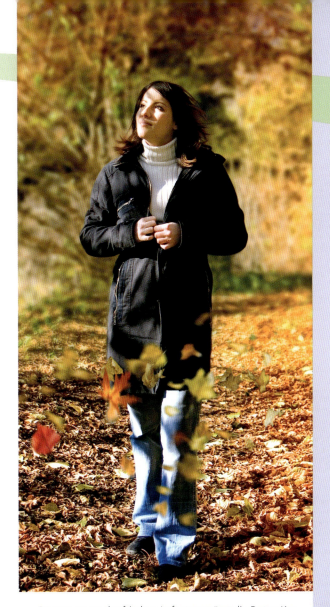

Bewegung an der frischen Luft unterstützt die Detox-Kur.

In hektischen Zeiten wie heute besinnen sich immer mehr Menschen auf Reduktion, Verzicht auf Überfluss und Rückzug. Es tut gut, den vielen Verlockungen und dem Konsum bewusst für einige Zeit zu entsagen und Willensstärke zu beweisen. Viele erleben durch die innere Einkehr ein Hochgefühl und schöpfen Kraft für die Anforderungen des Alltags danach. Aber worum geht es da eigentlich genau? Forschungen zeigen, dass durch Fasten oder modifizierte Entgiftungskuren, die nicht gänzlich auf Nahrung verzichten, sondern durch bewusste Auswahl den Stoffwechsel ankurbeln, Fettgewebe abgebaut wird. Dabei werden im Fettgewebe eingelagerte Giftstoffe (z. B. Umweltgifte, Chemie im Essen) aus den Zellen gelöst und über die Entgiftungsorgane Leber, Darm, Niere, Lunge und Haut ausgeschieden. Eine Kost mit viel Gemüse und Obst hilft den Darm zu stärken und zu reinigen, durch die Entwässerung des Bindegewebes verbessern sich meist deutlich das Hautbild und Cellulitis (Orangenhaut).

Unser Körper ist ständig damit beschäftigt, automatisch und ohne Zutun unseren Körper zu entgiften und sich selbst zu reinigen. Eine spezielle Kur kurbelt die Entgiftung zusätzlich an. Mit der 14-Tage-Kur in diesem Buch können Sie ein- bis zweimal pro Jahr einen wertvollen Beitrag leisten. Die Anregungen und Rezepte können Sie ganzjährig nutzen, um Ihre Nahrung bewusster auszuwählen und sich Gutes zu tun.

Eine gezielte Reinigungskur lässt sich gut zu Hause bewerkstelligen. Achten Sie aber darauf, die Kur nicht in Stresszeiten zu beginnen. Für einen ganzheitlichen Effekt gehören zur Ernährung auch Entspannungsphasen und viel Bewegung in frischer Luft. Das braucht Zeit, und die sollten Sie sich gönnen. Außerdem arbeitet der Körper bei dieser Kur auf Hochtouren. Das ist anstrengend und mit Stresszeiten schwer zu vereinbaren.

Schlacken – gibt es das?

Der Begriff „Schlacken" stammt aus der Metallurgie und bezeichnet ein Abfallprodukt, das Verunreinigungen abscheidet. Nach Ansicht der meisten Experten ist die Vorstellung von Schlacken im Körper Humbug. Genau genommen fallen im menschlichen Stoffwechsel keine Schlackenstoffe an. Sämtliche Endprodukte des Stoffwechsels werden aus Sicht der Schulmedizin und Wissenschaft über Niere, Darm, Lunge oder Haut ausgeschieden. Wasser, Kohlendioxid, Harnsäure und Ammoniak landen so in der Atemluft oder der Toilette. Ein gesunder Körper verstoffwechselt normalerweise alles, was er an Eiweißen, Kohlenhydraten und Fetten aufnimmt. Selbst viele fettlösliche Schadstoffe scheiden wir aus oder bauen sie mit der Zeit ab.

In der Alternativmedizin bzw. Naturheilpraxis sieht man das naturgemäß anders. Prozesse wie die Verdauung werden mit Begriffen wie „Verdauungsfeuer" oder „Verdauungskraft" beschrieben, womit eine Verbrennung/Umwandlung/Transformation von Nahrung gemeint ist. Bei Störungen in diesem Prozess entstehen aus alternativmedizinischer Sicht Abfallprodukte, sogenannte „Schlacken", die TCM spricht von Feuchtigkeit und Schleim oder „trübem Blut". Damit gemeint sind Stoffe, die der Körper nicht weiterverwerten kann, aber eigentlich ausscheiden sollte. Der Begriff Schlacke ist somit ein bildhafter Ausdruck für Abfallprodukte bzw. Zwischen- oder Endprodukte im Stoffwechsel, die der Körper aus Überlastung nicht mehr weiterverwertet oder abtransportiert. Sie lagern sich dann im Körper ab, z. B. überschüssige Harnsäure in den Gelenken (Gicht), Cholesterin oder erhöhte Blutfette, die ebenfalls nicht mehr weiterverarbeitet werden und auf eine Überlastung des Stoffwechsels hinweisen. Meist ist damit auch der Begriff „Übersäuerung" verbunden.

In der Alternativmedizin sind die Begriffe *entsäuern* und *entgiften* eng verwandt. Mit Entsäuerung sind meist Maßnahmen gemeint, die den Säureabtransport aus dem Körper fördern sollen. Bei Entgiftung soll der Körper durch den verstärkten Abtransport von Stoffwechsel-Endprodukten entlastet werden. Im Sprachgebrauch wird da auch von Giften gesprochen. Giftstoffe müssen nicht

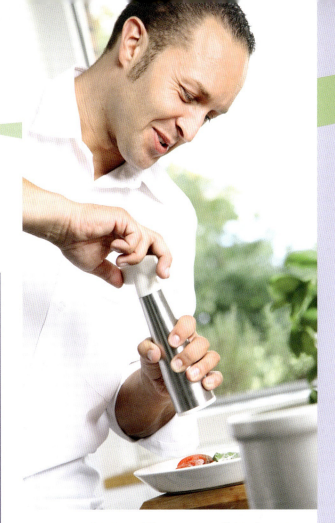

Kräuter und Gewürze regen die Verdauung an.

zwangsläufig Säuren sein. Damit gemeint sind ein Übermaß an Eiweiß, Fett oder Purinen oder auch von zugeführten Umweltgiften wie Schwermetallen aus Nahrung oder Zahnmedizin.

Diese „Schlacken", Gifte bzw. die Übersäuerung sollen durch therapeutische Verfahren beseitigt werden. Durch Ausscheidung der Abfallstoffe kommt es dann zu einer Leistungssteigerung, mehr Wohlbefinden und zu mehr Gesundheit. Diesen Prozess nennt man je nach Ablauf und Anwendung „Entschlackung", „Entlastung", „Reinigung" und seit Neuestem „Detoxifizierung". Für Schulmediziner ist Entgiftung immer ein körperlicher Entzug von Alkohol, Drogen oder suchterzeugenden Medikamenten.

Detox – die Eckpunkte einer modernen Entgiftungskur

- **Schlank, ohne zu hungern** – eine ausgewogene Kombination aus viel Gemüse, frischem Obst, hochwertigem Eiweiß, komplexen Kohlenhydraten und guten Fetten sorgt für anhaltende Sättigung.
- **Genuss und Vielfalt** – Essen darf keine Sünde sein. Fast alles ist erlaubt – mit Maß und Ziel.
- **Heißhunger, ade!** – Die richtige Kombination von Lebensmitteln sorgt für einen konstanten Blutzuckerspiegel, das verhindert Heißhungerattacken.
- **Fit mit Fett** – aktuelle Studien bestätigen, dass „gutes" Fett aus ungesättigten Fettsäuren für die Gesundheit und die Gewichtsregulation unentbehrlich sind.
- **Struktur im Alltag** – drei Mahlzeiten sind genug. Eine Essenspause von vier bis sechs Stunden zwischen den Mahlzeiten ist erholsam für die Verdauungsorgane und schont die Bauchspeicheldrüse. So wird weniger Insulin ausgeschüttet und die Fettverbrennung wird unterstützt.
- **Natur pur!** – Gönnen Sie Ihrem Körper nur das Beste. Aus frischen naturbelassenen Lebensmitteln können Sie in Kürze schmackhafte Gerichte zubereiten. Vermeiden Sie Fertigprodukte, Junkfood, Konservierungsmittel und künstliche Süßstoffe.

Werden Sie Schwere los

Alternativmedizinische Erklärungsmodelle

Traditionelle Chinesische Medizin (TCM)

In der TCM sind Ausleitungstherapien für Krankheitsbilder von Haut, Darm und Leber, aber auch für Tumoren und Infarkte bekannt. Den Begriff Übersäuerung kennt man in China nicht. Eine ausgewogene Ernährung nach den fünf Elementen entsäuert den Körper auf natürliche Weise, weil Milchprodukte, Alkohol, Zucker und tierisches Eiweiß nur in geringen Mengen verzehrt werden. Nach der Vorstellung der TCM sind Qi (Energie) und Xue (Blut) die im Körper bewegten Kräfte bzw. Substanzen. Zusätzlich wird auf ein Gleichgewicht von Yin und Yang Wert gelegt. Nur im ausgewogenen Zusammenspiel von Yin und Yang, Qi und Xue gibt es Gesundheit, Wachstum und Stabilität. Behandlungsformen bei Ungleichgewichten sind die Gabe von Kräutermischungen, Akupunktur und vor allem eine gezielte Ernährungstherapie (Fünf-Elemente-Küche). Der Begriff „Schlacken" ist nach TCM am ehesten mit Bluthitze, Blutstagnation oder „trübem Blut" (auch Schleim oder Feuchtigkeit) vergleichbar. Die Ursachen liegen in einem Zuviel oder Zuwenig von kühlenden und wärmenden Aspekten. „Trübes Blut" steht für Schlacken, die aus schlechten Lebens- und Ernährungsgewohnheiten resultieren und den Blutstoffwechsel belasten. Typische Begleiterscheinungen sind Müdigkeit, Übergewicht, häufige Erkältungskrankheiten, chronische Sinusitis, rheumatische Beschwerden, metabolisches Syndrom und seelische Schwere („Trübe Säfte machen trübe Gedanken"). Zentrales Thema in der Therapie ist die Stärkung der „Mitte", womit das Verdauungssystem (Milz, Magen, Leber, Gallenblase, Dünn- und Dickdarm) gemeint ist, um die Überlastung der Ausscheidungsfunktionen zu reduzieren und den Organismus zu stärken.

Genauso umfangreich, wie die Blutstoffwechselstörungen in der chinesischen Medizin sind, so zahlreich sind auch die Therapieformen. Für die akute Reinigung eignen sich Akupunktur und Schröpfmassage oder Gua Sha, eine spezielle Schabetechnik. Sehr umfangreich ist die Phytotherapie mit Kräutern. Aber vor allem mit der richtigen Ernährung können Sie langfristig Richtung Mitte unterstützen und den Stoffwechsel ins Gleichgewicht bringen.

Ayurvedische Medizin

Die „Mutter der Heilkunde" ist die Maharishi-Vedische-Medizin, deren bekanntester Teilaspekt Ayurveda ist. Die Ayurvedische Medizin definiert jeden Lebensprozess durch die drei Grundprinzipien (Doshas) – Bewegung (Vata), Transformation (Pita) und Stabilität (Kapha) – woraus sich auch die drei Konstitutionstypen ableiten. Störungen und Ungleichgewicht der drei Doshas führen zu unvollständigen Prozessen. „Unverdautes" entsteht sowohl auf körperlicher (unverdaute Sinneseindrücke, unverdaute Nahrung) als auch auf seelischer Ebene (unverdaute Gefühle und Gedanken). Schlacken (Ama) entstehen aus Sicht der Maharishi Ayurveda als Nebenprodukt eines gestörten Verdauungssystems. Deshalb haben alle Reinigungsprozesse zum Ziel, die innere Intelligenz des Organismus und das Gleichgewicht der drei Doshas wieder herzustellen, die Verdauungskraft zu stärken und Schlackenstoffe auszuleiten. Ursachen für Schlackenbildung nach Ayurvedischer Medizin sind meist eine falsche Ernährung und eine gestörte Verdauungskraft. Entschlackende Maßnahmen werden mit dem Begriff Panchakarma zusammengefasst – ein Therapiekonzept für Vorbeugung, Verjüngung, Revitalisierung und Heilung. Sorgfältig aufeinander abgestimmte, sanfte Reinigungsverfahren lösen Ablagerungen und Gifte tief greifend aus den Geweben und schleusen sie aus dem Körper.

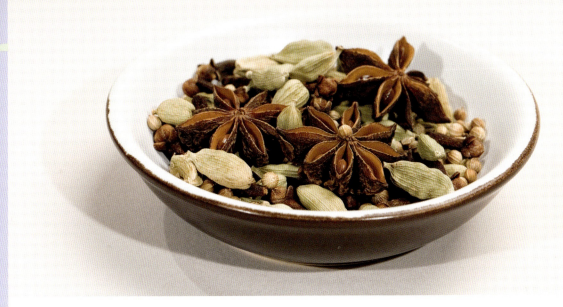

Ayurveda arbeitet mit ausleitenden Gewürzen.

Das Therapiekonzept ist umfassend: vegetarische Ernährung mit viel Gewürzen, die eine Ausleitung fördern (Ingwer, Kümmel, Kreuzkümmel, Koriander, Basilikum, Kardamom, schwarzer Pfeffer, langer Pfeffer, Bockshornkleesamen, wilder Sellerie und Asafoetida), diverse Heilkräutermischungen. Dazu kommen entspannende Massagen zur Aktivierung der körpereigenen Selbstheilungskräfte.

Homöopathie und Schüssler Salze

Eine der bekanntesten Ausleitungsmethoden in der Homöopathie ist die Ausleitung nach dem Arzt Dr. Antoine Nebel, bei der man je nach belastetem Organ und den individuellen Symptomen eine pflanzliche Arznei in niedriger Potenz über kurze Zeit gibt. Auch Dr. Samuel Hahnemann setzte sich mit der Ausleitung auseinander. Der Arzt und Begründer der Homöopathie unterscheidet drei „Miasmen", wobei er neben dem Primäreffekt vor allem die entstehende chronische Erkrankung berücksichtigt. Sehr beliebt wurden in den letzten Jahren die Schüssler Salze. Der homöopathisch arbeitende Arzt Dr. Wilhelm Heinrich Schüssler begründete im 19. Jahrhundert eine Therapie mit zwölf Mineralsalzen. Nach seiner Auffassung entsteht Krankheit durch eine Funktionsstörung der Zelle, ausgelöst durch einen Mineralstoffmangel. Wird der Zelle nun dieses fehlende Mineralsalz zugeführt, entsteht wieder ein natürliches Gleichgewicht im Organismus des Menschen. Schüssler fand im Laufe der Zeit durch Beobachtungen an seinen Patienten heraus, wie er die Stoffe in die erkrankte Zelle einbringen konnte. Er verwendete hier das von Samuel Hahnemann bekannte Verfahren der Verdünnung und Potenzierung. Schüssler Salze sind homöopathische Potenzen, wodurch die Wirkstoffmoleküle vom Körper sofort über die Mundschleimhäute aufgenommen werden können.

Entschlacken durch Hyperthermie

Bei dieser Methode wird die Schweißbildung und Erhöhung der Körpertemperatur durch Überwärmungstechniken hervorgerufen. Die Saunabäder mit ihrer präventiven Wirkung auf den Kreislauf und ihrer aktivierenden Wirkung auf das Immunsystem werden zunehmend von der Infrarottherapie abgelöst, zu deren Wirkung allerdings bisher noch kaum Publikationen existieren. Man ist sich aber einig, dass die Hyperthermie mit Infrarotstrahlung die Physiologie des natürlichen Fiebers besser nachahmt und somit einen immunstärkenden Charakter bekommt. Erwiesen ist inzwischen, dass eine Ganzkörper-Hyperthermie eine blutdrucksenkende Wirkung hat. Ein weiterer Vorteil des Schwitzens ist, dass Schwermetalle über die Haut ausgeschieden und gleichzeitig die Nieren entlastet werden können.

Abführmittel – ja oder nein?

Ein wichtiger Bestandteil von Entgiftungs- und Entschlackungskuren ist eine vollständige Darmentleerung mittels Einlauf oder Abführmittel. Hintergrund ist die Vorstellung, damit alles Vergangene loszulassen, sich innerlich zu reinigen und einen kompletten Neuanfang zu starten. Vor allem bei Fastenkuren ist die Darmreinigung unerlässlich, der leere Verdauungstrakt soll das Hungergefühl an den ersten Tagen dämpfen und macht es so leichter, auf feste Nahrung zu verzichten. Bittersalz und Glaubersalz – die herkömmlichen Mittel zum Abführen – sind allerdings auch ein massiver Eingriff für Kreislauf und Verdauungssystem. Nicht selten bekommen Menschen einen Kreislaufkollaps durch den Flüssigkeitsverlust und haben tagelang Durchfall, von dem sie sich erst nach und nach wieder erholen. Wenn Ihnen schon allein der Gedanke an ein Abführmittel Übelkeit beschert, dann lassen Sie bitte die Finger davon. Auch bei empfindlicher Verdauung, Reizdarmsyndromen, häufigem Durchfall wird davon abgeraten. Eine schonendere Methode ist ein Einlauf mit lauwarmem Wasser. Er gelingt mit einem „Irrigator" aus der Apotheke und ist nicht so belastend für das Verdauungssystem.

Säuren und Basen im Gleichgewicht

Eines vorweg: Weder Säuren noch Basen sind gesundheitsschädlich. Unser Körper benötigt beide, wenn auch in unterschiedlichen Mengen und Funktionen. Ziel ist, für den Körper das ideale Verhältnis aufrechtzuerhalten. Säuren und Basen sollten sich dabei nicht als Gegenspieler betrachten, sondern wie ein Team arbeiten, damit der jeweils notwendige Säure-Basen-Haushalt im Gleichgewicht gehalten wird.

Die klassische Schulmedizin ist der Ansicht, dass der Säure-Basen-Haushalt nicht relevant ist. Sie richtet das Augenmerk auf das Blut und entsprechende Parameter wie Cholesterin, Triglyceride oder Harnsäure. Eine Störung des Säure-Basen-Gleichgewichts im Blut wird nur in der Intensivmedizin beachtet, wo sich der Mensch bereits in einem lebensbedrohlichen Zustand befindet. Alternativmediziner und Heilpraktiker verweisen aber auf eine latente Übersäuerung, die zwar nicht lebensbedrohlich ist, aber eine chronische Erkrankung mit diversen Beschwerden signalisiert. Die Anzeichen sind Schlafstörungen, zunehmende Tagesmüdigkeit, Verdauungsbeschwerden, Hautprobleme, Stimmungsschwankungen oder erhöhte Infektanfälligkeit.

Warum sind Säuren und Basen so wichtig?

Der Säure-Basen-Haushalt ist ein wichtiger Regulationsmechanismus des Körpers. Es handelt sich dabei um ein Puffersystem, das dafür sorgt, dass das Verhältnis von Säuren und Basen im physiologischen Gleichgewicht ist.

Die Säuren und Basen im menschlichen Körper fallen durch die Nahrungsaufnahme, aber vor allem durch die ständigen Stoffwechselprozesse an. Im gesunden Körper wird das Gleichgewicht unbemerkt aufrechterhalten und überschüssige Säuren werden laufend ausgeschieden. Die Messgröße für Säuren oder Basen ist der sogenannte pH-Wert. Mit diesem Wert kann bestimmt werden, ob ein Milieu sauer oder basisch ist, d. h. ob Säuren oder Basen überwiegen. Ein konstanter pH-Wert ist für die Funktion vieler biochemischer und physiologischer Prozesse (wie die Enzymaktivität) im menschlichen Körper notwendig. Den idealen pH-Wert gibt es allerdings nicht, da jedes Organ, jede Körperflüssigkeit ein anderes Milieu braucht. So ist beispielsweise der pH-Wert des Magensaftes mit 1,2–3 sehr sauer, der des Fruchtwassers mit 8 hingegen sehr basisch; das Blut hat eine geringe Toleranzbreite von 7,35–7,45. Ein saurer pH-Wert ist nicht automatisch ungünstig. Die meisten Bakterien wachsen nicht bei einem pH-Wert unter 5, was zum Konservieren von Lebensmitteln (Sauerkraut, Joghurt, Kefir u. v. m.) genutzt wird. Auch unsere Haut ist durch einen „Säuremantel" geschützt, leicht saurer Harn schützt vor Harnwegsinfekten oder das schwach saure Milieu in der weiblichen Vagina verhindert Bakterienwachstum.

Der Stoffwechsel – Wunderwerk der Natur

Zur Aufrechterhaltung des jeweils idealen pH-Wertes verfügt der Körper über eine Vielzahl von Puffersystemen. Niere, Lunge, Leber und Bindegewebe sorgen für die Erhaltung eines optimalen Säure-Basen-Gleichgewichts. Diese Organe unterstützen und ergänzen sich bestmöglich, wenn sie mit den entsprechenden Nährstoffen versorgt werden. Eine ausgewogene und vielfältige Ernährung ist also der Schlüssel für einen ausgewogenen Säure-Basen-Haushalt.

Die Nahrung, die wir zu uns nehmen, liefert unserem Körper Energie und Nährstoffe. Verarbeitet wird alles, was wir essen und trinken, in komplexen Stoffwechselprozessen. Das Endprodukt vieler Prozesse sind Säuren, vor allem Kohlendioxid (CO_2), das als Kohlensäure (H_2CO_3) sauer wirkt. Die Lunge trägt wesentlich dazu bei, Kohlendioxid durch das Ausatmen auszuscheiden. Funktioniert dies nicht, belastet die verbleibende Kohlensäure den Organismus. Ein Beispiel: Wenn wir in großen Höhen wandern, steht uns weniger Sauerstoff in der Atemluft zur Verfügung. Wir atmen daher häufiger ein und aus, geben dadurch mehr Kohlendioxid ab, wodurch der Kohlensäurespiegel im Blut sinkt und der pH-Wert ansteigt. Mediziner sprechen von einer „respiratorischen Alkalose". Eine flache Atmung, die wir häufig unter Stress durchführen, ist weniger intensiv und führt im

pH-Werte in unserem Körper
- Bauchspeichel: 7,5–8,5
- Bindegewebe: 7,09–7,29
- Dickdarm: 5,5–6,5
- Dünndarmsaft: 8
- Fruchtwasser: 8–8,5
- Galle: 7,4–7,7
- Kapillares Blut: 7,35–7,45
- Magensaft: 1–4
- Muskelgewebe: 6,9
- Speichel: >7
- Urin: 5–8
- Venöses Blut: 7,0–7,38

8,5 basisch — 1,0 sauer

PRAL-Werte von Lebensmitteln

- Kaffee, Rotwein, Weißwein und manche Mineralwässer haben einen durchschnittlichen PRAL-Wert von −1,7, sind also schwach basenbildend. Kaffee wird aber irrtümlich immer wieder als Säurebildner dargestellt, wahrscheinlich weil bei manchen Menschen von den enthaltenen Röststoffen die Bildung von Magensäure angeregt wird. Bei der Magensäurebildung wird aber immer auch eine gleichwertige Menge an Bikarbonat ins Blut abgegeben und die Säure-Basen-Bilanz bleibt davon unbeeinflusst.
- Fette und Öle haben einen PRAL-Wert von 0, weil sie im Stoffwechsel vollständig in Kohlendioxid und Wasser umgewandelt werden.
- Fisch und Fleisch enthalten überwiegend säurebildende Aminosäuren und haben einen PRAL-Wert von +7,9 bzw. +9,5.
- Milch- und Milchprodukte sind ebenso stark säurebildend. Unterschiede gibt es aufgrund des Eiweißgehalts. Milch und Molkegetränke haben einen PRAL-Wert von +1, Käse mit niedrigem Eiweißgehalt (weniger als 15 g/100 g) +8 und bei Käse mit hohem Eiweißgehalt (mehr als 15 g/100 g) steigt der Wert auf +23,6 an.
- Getreideprodukte sind relativ stark säurebildend. Die PRAL-Werte liegen durchschnittlich bei: Brot +3,5, Mehl +7,0, Teigwaren +6,7.
- Obst und Gemüse enthalten relativ viel Wasser und wirken daher basisch mit einem Durchschnittswert von −3,1 bzw. −2,8, der auch für Fruchtsäfte gilt.

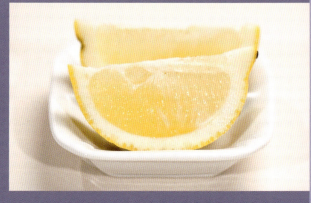

Zitrone: schmeckt sauer, wirkt basisch

Gegensatz dazu zu einer „respiratorischen Azidose", einer leichten Übersäuerung.
Stoffwechselendprodukte, wie beispielsweise Harnstoff, Kreatinin, Harnsäure oder Sulfate, werden über die Nieren ausgeschieden. Mit der PRAL-Methode (PRAL = potential renal acid load oder potenzielle renale Säurebelastung) kann der Einfluss von Lebensmitteln auf die Säureausscheidung im Urin vorhergesagt werden. Dieser Wert beruht auf der – früher üblichen – Annahme, dass die im Stoffwechsel entstehenden Säuren über die Nieren ausgeschieden werden müssen. Der PRAL-Wert von Lebensmitteln gibt die zu erwartende Säurebelastung an, Säurebildner werden mit einem positiven Wert, Basenbildner mit einem negativen Wert dargestellt. Heute weiß man aber, dass die Säuren im Blut nie wirklich vorhanden sind, sondern bereits bei ihrer Entstehung eine entsprechende Menge an Bikarbonat zur Abpufferung verbrauchen. Die Nieren werden also nicht wirklich durch anfallende Säuren „belastet", sie filtern auch nicht Säuren aus dem Blut, wie oft behauptet wird. Die Aufgabe der Nieren ist vielmehr, das verbrauchte Bikarbonat zu regenerieren und auch mit der Leber zum Einsparen von Bikarbonat zusammenzuarbeiten. Die Niere hat also die Fähigkeit, Basen einzusparen. Eine gesunde Nieren-

funktion ist daher eine wichtige Voraussetzung für einen intakten Säure-Basen-Haushalt. Veröffentlichungen und Studien zum Thema gibt es laufend. Eine gute Übersicht über die Säure-Basen-Wirkung von Lebensmitteln finden Sie unter www.saeure-basen-forum.de, wo auch ein Säure-Basen-Rechner zur Bewertung von einzelnen Mahlzeiten zur Verfügung steht.

Latente Übersäuerung als Zivilisationskrankheit

Wohlbefinden und Allgemeinzustand des Menschen sind von einem Gleichgewicht im Säure-Basen-Haushalt abhängig. Der Schulmediziner sieht eine Entgleisung des Stoffwechsels erst in Extremsituationen, wenn bereits der pH-Wert des Blutes gekippt ist. Ein Erfahrungsmediziner sieht viele Schattierungen zwischen Balance und Entgleisung. Nämlich von der beginnenden latenten Übersäuerung mit einzelnen, schwer zuordenbaren Symptomen bis hin zur chronischen Übersäuerung mit vielfältigen Symptomen. Auch wenn noch nicht alle Prozesse im Detail geklärt sind, zeigen immer mehr Studien, dass die Zufuhr basischer Kost bei chronischen Krankheiten (z. B. Osteoporose) eine Besserung bewirkt. Bis zuletzt wurde davon ausgegangen, dass die Pufferkapazität des Organismus nahezu unerschöpflich ist. Allerdings wird diese Theorie durch ein geändertes Ernährungsverhalten unserer Gesellschaft immer mehr angezweifelt.

Das Zufuhrverhältnis von Säuren und Basen über die Ernährung ist ein wichtiger Faktor bei der Säure-Basen-Regulation. Im Laufe der Zeit wurden in der Ernährung vorwiegend pflanzliche Lebensmittel mit hohem Ballaststoffanteil durch Lebensmittel mit hoher Energie-, aber niedriger Nährstoffdichte ersetzt. Der Einfluss der Ernährung auf den Säure-Basen-Haushalt wird seit Jahren kontrovers diskutiert. Sicher ist, dass der Eiweiß- und Puringehalt eines Lebensmittels ausschlaggebend für dessen Säurebildung ist. Lebensmittel mit hohem Eiweiß- und Puringehalt sind in erster Linie tierische Produkte wie Fleisch und Wurstwaren, Innereien und Käse. Aber auch mancher Fisch weist einen hohen Puringehalt auf, z. B. Lachs, Ölsardinen oder Thunfisch. Unter den pflanzlichen Nahrungsmitteln sind Hülsenfrüchte wie Erbsen, Bohnen, Kichererbsen und Linsen Purinquellen. Bei einseitigem Konsum dieser Lebensmittel kommt es im Körper zu einer gesteigerten Harnsäurebildung, was den Säure-Basen-Haushalt aus dem Gleichgewicht bringen kann. Ein hoher Zuckeranteil in der Ernährung führt ebenfalls zu vermehrter Säurebildung.

Eine überwiegend eiweißreiche Kost mit einem Mangel an Obst und Gemüse verursacht also ein ungünstiges Säure-Basen-Verhältnis. Auch Alkohol, Stress, Nikotin und extreme Fasten- oder Hungerkuren beeinflussen den Säure-Basen-Haushalt ungünstig. Das in Zigaretten enthaltene Nikotin setzt das Stresshormon Adrenalin frei, welches säurebildend wirkt. Auch Fasten kann zu einem Säureüberschuss beitragen. Bei einer längeren Nahrungskarenz entstehen im Stoffwechsel saure Zwischenprodukte, sogenannte Ketonkörper, die zu einer Ketoazidose führen können.

Da im Stoffwechsel ständig Säuren produziert werden, ist die Gefahr eines Säuremangels so gut wie unmöglich. Ein Zuwenig an Basen hingegen kann den Körper aus dem Lot bringen. Deshalb sollten vor allem Nierenkranke eine basenbetonte Ernährung wählen und den tierischen Eiweißanteil in der Nahrung reduzieren.

Ein wichtiger Basenspeicher sind die Knochen. Bei zu viel Säuren im Körper setzt der Knochen gespeicherte basische Mineralien frei und hält dadurch das Säure-Basen-

Gleichgewicht aufrecht. Langfristig können durch einen latenten Säureüberschuss die Knochen entmineralisiert werden, das ist z. B. bei Osteoporose der Fall, die vor allem durch Phosphorsäuren (z. B. aus Colagetränken oder Limonaden) begünstigt wird. Der Darm ist ebenso laufend auf Basen angewiesen, da bei Basenmangel Fette, Eiweiß und Kohlenhydrate unzureichend abgebaut und verwertet werden. Dadurch verändert sich die Darmflora, und die Anfälligkeit für Infekte und Allergien kann steigen. Basen werden vorrangig über Obst und Gemüse zugeführt. In unserer modernen Ernährung kommen diese Zutaten leider manchmal zu kurz, und umgekehrt werden zu viele Lebensmittel aufgenommen, die als Säurebildner eingestuft werden. Wenn säurefördernde Verhaltensweisen über Jahre und wiederholt vorkommen, sind der Körper und die natürlich vorgesehenen Puffersysteme permanent überfordert. Eine beginnende Übersäuerung zeigt sich in Veränderungen des Zustands von Haut, Haaren und Nägeln. Fahle, oft auch unreine Haut, schlaffes Bindegewebe, vermehrter Haarausfall, brüchige Nägel oder Rillen in den Nägeln, all diese Symptome können neben Müdigkeit, schlechter Laune und Konzentrationsstörungen auf eine Übersäuerung hinweisen. Auch Migräne, Muskelkrämpfe, Allergien, Heuschnupfen, Verdauungsstörungen, Reizdarmsymptomatiken, Bluthochdruck, metabolisches Syndrom, Gicht, Infektanfälligkeit, Endometriose und Zyklusstörungen bei Frauen weisen darauf hin.

Die gute Nachricht ist, dass Betroffene mit einer entsprechenden Änderung der Lebens- und Ernährungsgewohnheiten selbst Verantwortung übernehmen können und so ihre Gesundheit langfristig fördern. Eine basenbetonte Ernährung bzw. die 14-Tage-Detox-Kur sind ein guter Einstieg, um Beschwerden langfristig zu verbessern.

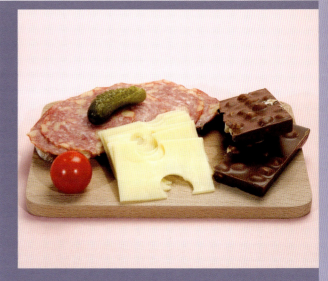

Eiweißreiche Kost und Alkohol fördern eine Übersäuerung.

Mögliche Ursachen einer latenten Übersäuerung

- Ernährung mit zu viel tierischem Eiweiß (Fleisch, Wurst, Käse, Milch und Milchprodukte, Fisch und Krustentiere, Ei)
- Mangelnde Zufuhr von frischem Obst und Gemüse, Kräutern, Keimlingen und Sprossen
- Unregelmäßige Essenszeiten, viele Zwischenmahlzeiten
- Essen unter Stress, zu wenig Kauen
- Regelmäßiger Alkoholkonsum
- Sauerstoffmangel im Gewebe (auch bedingt durch Herzerkrankungen)
- Chronische Nierenschwäche
- Diabetes mellitus und andere Stoffwechselerkrankungen
- Regelmäßige Medikamenteneinnahme (z. B. Acetylsalicylsäure wie Aspirin, Cortison)
- Körperlicher und emotionaler Stress
- Schlafmangel

(Un-)Sinn von Basenpulver

Die polemisch geführte Diskussion über den menschlichen Säure-Basen-Haushalt stellt vieles oft übertrieben und sehr vereinfacht dar. Zwei Kontrahenten stehen sich dabei sehr rechthaberisch gegenüber. Einerseits die Hersteller von basenbildenden Nahrungsergänzungsmitteln, die vor einer „Übersäuerung" des Körpers und vor umfangreichen Krankheiten, die damit zusammenhängen, warnen, um ihre Produkte zu verkaufen. Demgegenüber steht die sachlich zwar (einigermaßen) richtige, aber doch am Kern der Problematik vorbeiführende Argumentation der Gegenseite, die jegliche Übersäuerungsthematik bezweifelt und als Humbug darstellt. Wie bei vielen Dingen liegt wohl die Wahrheit in der Mitte. Trotzdem ist die Sinnhaftigkeit von Basenpulvern zum Einnehmen kritisch zu hinterfragen. Basische Nahrungsergänzungen sind meist Präparate aus Mineralsalzen wie Natrium-, Kalium-, Kalzium- und Magnesiumsalze natürlicher Fruchtsäuren, wie sie auch in Obst und Gemüse enthalten sind. In vielen Produkten sind zusätzlich Kationen in Form von Bikarbonaten oder Karbonaten vorhanden. Bei vielen Menschen zeigt sich zwar durch Einnahme solcher Präparate eine Milderung der Symptome, aber definitiv erwiesen oder belegt ist die Wirksamkeit nicht. Ebenso nicht erwiesen ist aber auch die gänzliche Unwirksamkeit. Es ist zwar durchaus nachzuvollziehen, dass gesunde Menschen, die sich ausgewogen ernähren, regelmäßig an der frischen Luft sind, viel Sport treiben und viel klares Wasser trinken, keinerlei Probleme mit ihrem Säure-Basen-Haushalt haben. Aber seien wir ehrlich: Wer gehört schon zu dieser Zielgruppe? Die meisten Menschen haben ein herausforderndes Berufsleben, oft mit der Doppelbelastung von Kindern und Haushalt, vielfältigem Stress, zu wenig Zeit für Sport und Ausgleich, und Genussmittel wie Alkohol und Nikotin tun das Übrige. Es ist vorstellbar, dass bei diesen Menschen sowohl Leber als auch Nieren überlastet sind und diese bei Einnahme von solchen Präparaten eine Verbesserung des Allgemeinbefindens verspüren. Einzelne Studien und Arbeiten belegen inzwischen auch positive Wirkungen gegen altersbedingten Muskelschwund oder eine Verlangsamung der Osteoporose. Eine ständige unkontrollierte Einnahme von basischen Nahrungsergänzungsmitteln wird nicht empfohlen, phasenweise kann diese aber unterstützend wirken. Bei Grunderkrankungen wie Diabetes mellitus, Nierenfunktionsstörungen, Krebs, Aids, Herz-Kreislauf-Erkrankungen oder Störungen in der Blutgerinnung sollten Nahrungsergänzungen aber immer mit dem behandelnden Arzt abgesprochen werden. Die Erhöhung des Obst- und Gemüseanteils in der Ernährung ist der Einnahme von Basenpulvern vorzuziehen.

Wie sauer sind Sie wirklich?

Die Einnahme von überflüssigen Basenpulvern kann vermieden werden, wenn Sie sich einen Überblick über Ihren Grad der Übersäuerung verschaffen. Sie möchten wissen, ob Sie übersäuert sind? Eine einfache Methode ist das Messen des pH-Wertes im Urin über einige Tage. In der Apotheke bekommen Sie pH-Messstreifen, mit denen Sie bei jedem Toilettengang den pH-Wert im Urin ganz einfach messen können. Bei den Teststreifen handelt es sich um Indikatorpapier, das sich beim Eintauchen in eine Flüssigkeit verfärbt. Die meisten Teststreifen sind gelborange und bleiben bei saurem pH-Wert in diesem Farbbereich, bei einem basischen pH-Wert verfärben sie sich blau bis blaugrün. Notieren Sie die Werte über einige Tage, so bekommen Sie einen guten Überblick. Da der Körper in der Nacht seine Entgiftungsarbeit verrichtet, herrscht morgens eine regelrechte Säureflut

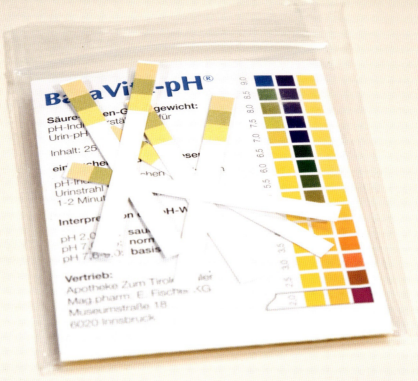

pH-Messstreifen

in Ihrem Körper. Der Morgenurin ist deshalb immer leicht sauer, d. h. sein pH-Wert ist unter 6,8. Ein gesunder Körper zeigt unmittelbar nach der Nahrungsaufnahme eine Basenflut, d. h., der messbare pH-Wert im Urin ist basisch und über 6,8. Ein Tagesprofil vom Urin-pH sollte eine „Idealkurve" aufweisen, die morgens leicht sauer ist, ansonsten basisch mit mindestens einem Auf und Ab nach einer Mahlzeit. Aus den Tageswerten können Sie einen Mittelwert bilden oder eine Kurve darstellen.

Der Verlauf dieser Kurve ist auch durch äußere Faktoren beeinflusst. Neben säurebildender Ernährung führen auch Dauerstress, Bewegungsmangel, eine Lebensweise ohne Rhythmus und zu wenig Schlaf zu einem erhöhten Säureaufkommen. Wichtig: Bei der Erstellung eines Tagesprofils sollten Sie keine Basenpulver einnehmen, da sonst das Ergebnis verfälscht wird. Auch wenn das pH-Wert-Messen keine 100%ig sichere Methode ist, ist sie doch preiswert und leicht durchführbar, um einen ersten Anhaltspunkt zu bekommen.

Idealer pH-Wert im Urin
- Vor dem Frühstück: 5,5–7,0
- Nach dem Frühstück: mindestens 7,5
- Vor dem Mittagessen: 7,0–7,5
- Nach dem Mittagessen: 7,5–8,5
- Vor dem Abendessen: 7,0–8,0
- Nach dem Abendessen: 6,8–7,0
- Kurz vor dem Zubettgehen: unter 6,0

Es gibt eine Reihe von anderen Tests, die konkreter auf eine Übersäuerung schließen lassen. Diese lassen Sie am besten bei einem Heilpraktiker oder einem Naturheilmediziner vornehmen. Dabei wird unter anderem auch die Menge der Basen im Blut bestimmt. Eine Säure-Basen-Therapie sollte auf alle Fälle nur unter kompetenter Beratung stattfinden.

Säuren und Basen im Gleichgewicht

So finden Sie Ihre Balance

Da die meisten von uns sitzenden Berufen nachgehen und die körperliche Aktivität meist zu kurz kommt, ist „Maß halten" eine der wichtigsten Regeln. Sprüche aus dem Volksmund wie „Wenn es am besten schmeckt, soll man aufhören" bestätigen dieses Prinzip. Bei übervollen Regalen im Supermarkt und gewieften Marketingbotschaften, die uns weismachen, ständig was essen zu müssen, wird es uns schwer gemacht, sich dieser einfachen Prinzipien zu besinnen. Dabei gilt: Alles ist erlaubt, aber mit Maß und Ziel. Fleisch ist nicht verwerflich, aber es sollte immer eine kleine Portion sein, ergänzt mit viel Gemüse und einer kleinen Beilage aus Getreide oder Kartoffeln. Mit einigen einfachen Regeln können Sie ohne Verzicht auf Genuss eine latente Übersäuerung verhindern und Ihre Gesundheit fördern.

Übersäuerung vermeiden

- Langsam, mit Freude und Genuss essen.
- Verzichten Sie auf Zwischenmahlzeiten – drei Mahlzeiten sind genug (ausgenommen alte Menschen, Kranke, Kinder oder Leistungssportler).
- Bei jeder Mahlzeit Gemüse und Obst in die Ernährung einbauen.
- Ausreichend trinken.
- Nicht zu spät am Abend essen.
- Zucker ist ein Genussmittel – weniger ist mehr.
- Vollkornprodukte und -getreide statt Weißmehlprodukten.
- Tierisches Eiweiß immer in Kombination mit viel Gemüse.
- Regelmäßig Bewegung.
- Alkohol in Maßen.
- Verzichten Sie auf Nikotin.

Säuren und Basen in Lebensmitteln

Nicht alles, was sauer schmeckt, ist säurebildend. Auch wenn Zitronen und Sauerkraut sauer sind, wirken sie im Stoffwechsel basenbildend. Für die Berechnung (z. B. des PRAL-Wertes) werden die basenbildenden Inhaltsstoffe wie Kalium, Magnesium, Kalzium, Eisen herangezogen. Idealerweise werden etwa doppelt so viele basische wie saure Lebensmittel aufgenommen, d. h. Fisch- oder Fleischmahlzeiten werden mit viel Gemüse und/oder Salat ergänzt, zum Nachtisch passt Obst oder Kompott. Eine Zubereitung mit Pflanzenölen und das Würzen mit Kräutern heben ebenfalls den Basenanteil. Als Beilage Kartoffeln und Getreide wie Hirse, Buchweizen, Quinoa, Dinkelreis, Gerste statt immer nur Reis oder Nudeln führen zu mehr Ausgewogenheit. Den Löwenanteil in Ihrer Ernährung sollten also hochwertige Kohlenhydrate aus Gemüse, vollwertigem Getreide und Obst ausmachen. Dazu gehören regelmäßig kleine Mengen Eiweiß, idealerweise ein guter Mix aus pflanzlichen (Hülsenfrüchte, Nüsse, Samen, Sojaprodukte) und tierischen Quellen (Geflügel, Fisch, Meeresfrüchte, Eier, Milchprodukte). Tierische Eiweißquellen wie Käse können mit Obst (z. B. Äpfel oder Weintrauben) ergänzt werden. Wichtig ist eine Tages- bzw. Wochenbilanz, d. h. nicht jede Mahlzeit muss exakt dieser Regel entsprechen. Schonende Zubereitungsarten wie Dampfgaren, Dünsten oder rasches knackiges Garen (wie z. B. im Wok) erhalten die bioaktiven Nährstoffe wie Vitamine und Mineralstoffe, die letztendlich den basenbildenden Charakter eines Lebensmittels ausmachen. Auch Fett in Maßen gehört zu einer gesunden Ernährung, vor allem die pflanzlichen Öle enthalten essenzielle – also lebensnotwendige – Fettsäuren für Gehirn, Nerven und den Stoffwechsel. Bevorzugen Sie z. B. Olivenöl, Rapsöl oder Walnussöl

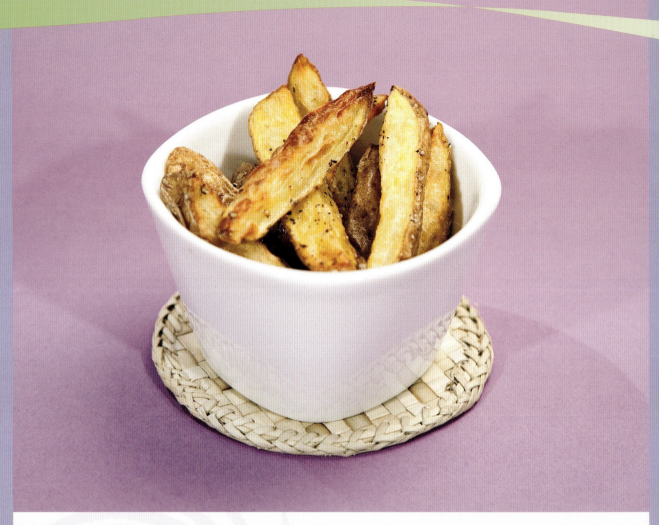

Selbst gemachte Pommes

gegenüber Butter, Schmalz und tierischen Aufstrichen (Frischkäse). Mit einer guten Kombination an Lebensmitteln können Sie Ihren Säure-Basen-Haushalt gut im Gleichgewicht halten.

Die besten Basenlieferanten

Kartoffeln sind aufgrund des hohen Kaliumgehalts sehr gute Basenlieferanten. Allerdings kommt es auf die Zubereitung an. Ungeschält, gekocht oder gegart bleibt der Anteil basischer Mineralien am besten erhalten. Bei Kartoffelsuppe bleiben die Mineralien im Kochwasser, das mitverzehrt wird. Selbst gemachte Pommes sind auch basenbildend! Einfach in Stifte schneiden, auf ein Backblech legen, mit wenig Olivenöl bepinseln, würzen und eine halbe Stunde goldgelb backen. So schmecken Kartoffeln auch Ihren Kindern.

Die wichtigsten Basenbildner

- **Ä**pfel, Artischocken, Avocado
- **B**ambussprossen, Bananen, Basilikum, Birnen, Blaukraut, Brokkoli, Brombeeren, Brunnenkresse
- **C**hampignons, Chicorée, Chinakohl
- **D**atteln, Dille, Dörrzwetschken
- **E**isbergsalat, Endiviensalat, Erdbeeren, Essiggurken
- **F**eigen, Fenchel, Fisolen, Frühlingszwiebeln
- **G**ranatäpfel, Grapefruits, Grünkohl, Gurken
- **H**agebutten, Heidelbeeren, Holunder, Honigmelonen
- **J**ohannisbeeren, Johanniskrauttee, Jostabeeren
- **K**aki, Karfiol, Karotten, Kartoffeln, Keimlinge, Kirschen, Kiwi, Kletzen (Dörrbirnen), Knoblauch, Kohl, Kohlrabi, Kohlsprossen, Kraut, Kresse, Kümmel, Kürbis
- **L**auch, Lollo rosso, Löwenzahn
- **M**ais, Majoran, Mandarinen, Mango, Mangold, Marillen, Melonen, Mirabellen
- **N**ektarinen
- **O**kra, Oliven, Orangen, Oregano
- **P**aksoi, Papaya, Paprika (auch als Gewürz), Pastinaken, Petersilie, Pfeffer, Pfirsiche, Pflaumen, Pilze
- **Q**uitten
- **R**adicchio, Radieschen, Rettich, Ribiseln, Romanesco, Rote Rüben, Rotkraut, Rucola
- **S**anddorn, Sauerkraut, Schalotten, Schnittlauch, Schwarzwurzeln, Sellerie, Sojasprossen, Spargel, Spinat, Sprossen, Stachelbeeren, Stangensellerie
- **T**hymian, Tomaten, Trauben
- **V**ogerlsalat
- **W**assermelonen, Weichseln, Weißkraut, Wirsing
- **Z**itronen, Zwetschken, Zwiebeln, Zucchini

- Außerdem alle Säfte der genannten Obst- und Gemüsesorten
- Wein- oder Apfelessig, Balsamico-Essig
- Alle Kräuter und Gewürze
- Nüsse und Samen
- Wasser und Kräutertees

Die wichtigsten Säurebildner

- Alkohol
- Eier
- Fertiggerichte, Fast Food
- Fisch und Meeresfrüchte
- Fleisch, Geflügel, Innereien, Wild, Wurstwaren
- Getreide, Brot und Gebäck
- Hülsenfrüchte (Linsen, Bohnen, Kichererbsen)
- Limonaden
- Milchprodukte und Käse
- Schokolade
- Sojaprodukte, Tofu
- Teigwaren

Neutrale Lebensmittel
• Pflanzliche Öle

Basenliefernde Lebensmittel für Kochmuffel
Diese Lebensmittel sind im Handel bereits vorgekocht im Kühlregal oder im Glas erhältlich:
• Champignons, Steinpilze, Eierschwammerl
• Fisolen
• Mandelmus
• Oliven
• Pesto
• Pfirsiche (zuckerfrei)
• Rote Rüben
• Sauerkraut, Rotkraut
• Sesammus (Tahin)
• Weichseln

Kauen, kauen, kauen …
Wer seine Nahrung nicht ausreichend kaut, isst nicht nur größere Portionen, sondern leidet häufig auch unter Völlegefühl und Verdauungsstörungen. Durch mangelhaftes Kauen wird die Nahrung nicht ausreichend zerkleinert. Nutzen Sie Ihre Zähne, Kaumuskeln und auch die Kraft des Speichels. Kauexperten schlucken ihre Bissen erst, wenn sie vollständig verflüssigt sind. Probieren Sie einmal aus, Ihre Nahrung 30- bis 40-mal zu kauen, bevor Sie den Bissen schlucken. Auch wenn es nicht auf Anhieb gelingt, es wird von Mal zu Mal besser. Sie werden sehen, gut gekaute Nahrung unterstützt die Verdauung und bringt ein intensiveres Geschmackserlebnis.

Typgerecht wohlfühlen und gesund bleiben

Menschen sind sehr unterschiedlich. Was dem einen guttut, z. B. rohes Obst zum Frühstück, ruft beim anderen nur bei der Vorstellung daran schon Bauchschmerzen und ein Frösteln hervor. In der TCM oder im Ayurveda werden diese Unterschiede mit „Konstitution" oder „Typen" beschrieben, und auch die moderne Ernährungsmedizin nähert sich dieser Vorstellung mit Ernährungsformen wie Metabolic Typing oder Metabolic Balance an. Was ist darunter zu verstehen? Und wie können Sie das bei Ihrer Ernährung optimal einsetzen?

Generell ist zu sagen, dass keine Ernährung oder Lebensweise für sich allein richtig oder falsch ist. Vielmehr muss die Art der Ernährung oder der Lebensstil zu Ihrem eigenen Naturell passen. Wenn Sie Ihre eigenen Bedürfnisse kennen und wissen, was zu berücksichtigen ist, dann bleiben Sie gesund, leistungsfähig und fühlen sich wohl. Häufig klagen junge Frauen: „Ich fühle mich den ganzen Tag müde, schlapp und irgendwie kaputt. Dabei esse ich so gesund, morgens rohes Obst oder Müsli mit Joghurt, mittags ein Käsebrot, zwischendurch Joghurt und Obst, als Abendessen nur einen Salat. Ich achte also sehr auf viele Vitamine, aber irgendwie fühle ich mich nicht wohl, der Bauch ist aufgebläht, es ist mir ständig kalt, und der Heißhunger auf Süßes macht mir ein schlechtes Gewissen." Kommt Ihnen das bekannt vor? Als Ernährungsberaterin höre ich solche Berichte mehrmals täglich und bin immer wieder verwundert, mit welchem Selbstverständnis Menschen davon überzeugt sind, alles richtig zu machen. Erleichterung stelle ich dann nach unserem Gespräch fest; es wird verständlich, was die Ursache für das Unwohlsein ist, und der Weg daraus ist relativ einfach.

Bei einer solchen kühlenden Ernährung kann der Stoffwechsel von vielen Frauen nicht in Gang kommen. Es gibt Menschen, die haben eine nach TCM „schwache Mitte" oder, übersetzt, eine schwache Verdauungskraft. Die Verdauungsorgane kommen schwer auf Touren und ein körperliches Kältegefühl kann auch nichts beitragen. Letztendlich ist die Verdauung mit dem hohen Rohkostanteil total überfordert und viele Nährstoffe gehen quasi unverdaut durch den Körper; breiiger Stuhl oder Durchfall bzw. Reizdarmsymptomatiken sind ein Anzeichen dafür. Der Ausweg sind wärmende Lebensmittel, d. h., statt roher Karotten gibt es Karottensuppe, statt Joghurt und Obst zum Frühstück gibt es Haferflockenporridge mit Apfelkompott. Gemüsesuppen und gekochte Getreide mit Fisch, Geflügel und viel gedünstetem Gemüse sind viel bekömmlicher und liefern letztendlich mehr verwertbare Nährstoffe für den Körper. Wärmende Gewürze wie Zimt, Ingwer, Rosmarin oder Thymian stärken die Verdauungsorgane zusätzlich. Schon nach wenigen Tagen sind die Beschwerden wie weggeblasen, und es gilt nur noch, den Alltag neu zu organisieren, um kulinarisch besser für sich sorgen zu können.

Das andere Extrem sind Menschen, denen immer zu warm ist. Sie schwitzen viel, fühlen sich unwohl, haben

Zehn Tipps für eine gesündere Ernährung

1. Probieren Sie jede Woche ein bis zwei neue Lebensmittel aus. Wählen Sie aus dem vielfältigen Angebot und bringen Sie mehr Abwechslung in Ihren Speiseplan.
2. Ersetzen Sie Weizen(produkte) immer wieder durch andere Getreidesorten wie Buchweizen, Dinkel, Hirse, Quinoa, Roggen, Reis, Gerste oder Amaranth.
3. Frisches Obst und Gemüse sollte jeden Tag verzehrt werden.
4. Lassen Sie keine Mahlzeiten aus, schon gar nicht das Frühstück. Wenn Sie den Stoffwechsel ankurbeln möchten, dann sollten Sie morgens etwas essen. Sonst schaltet der Körper auf Sparflamme, weil er glaubt, die Nahrung sei knapp. Dadurch werden Stresshormone freigesetzt und ein Muskelabbau beginnt, um den Körper mit Nahrung zu versorgen. Außerdem sind morgens die Verdauungsorgane in Hochform, und Sie haben den ganzen Tag Zeit, die Nahrung zu verwerten. Das hält die Figur in Form!
5. Bevorzugen Sie – so oft wie möglich – biologisch erzeugte Lebensmittel. Nutzen Sie das saisonale Angebot, das ist weniger mit Schadstoffen belastet.
6. Essen Sie mindestens einmal täglich eiweißreiche pflanzliche Lebensmittel (Bohnen, Linsen, Kichererbsen, Tofu, Tempeh, Nüsse, Samen, Sprossen, Keimlinge, Austernpilze, Shiitake-Pilze, Bambussprossen) und reduzieren Sie den Konsum von Fleisch und Käse.
7. Nutzen Sie die 20 Schätze der Detox-Küche so oft wie möglich (siehe Seite 25).
8. Bevorzugen Sie Vollkornprodukte gegenüber Weißmehlprodukten.
9. Gönnen Sie sich eine Vielfalt bei den pflanzlichen Ölen: Sesamöl, Kürbiskernöl, Leinöl, Distelöl, Walnussöl, Traubenkernöl, Mandelöl.
10. Bauen Sie Bewegung in Ihren Alltag ein. Regelmäßige Bewegung, die Spaß macht, hilft beim Stressabbau und kurbelt die Fettverbrennung an.

häufig hohen Blutdruck, Übergewicht oder starke Wechseljahrsbeschwerden. In diesem Fall liegt ein Übermaß an Hitze und Fülle vor, und in so einem Fall macht es durchaus Sinn, mehr Salate, Rohkost und Obst zu verzehren. Ideal wären gedünstete Gemüsesalate (z. B. Antipasti) oder Rohkost in Kombination mit einem gekochten Essen, um die Verdauungskraft stark zu halten. Der hohe Wassergehalt von Obst und Gemüse führt rasch zu mehr Erfrischung und Wohlbefinden. Meist reguliert sich dadurch automatisch das Gewicht, was den Blutdruck senkt und das Körpergefühl erfrischt.

Wenn Sie sich jetzt nicht eindeutig einer der beiden Gruppen zuordnen können, dann sind Sie ein gesunder Mischtyp. Trotzdem sollten Sie auf Ihre Verdauungskraft achten und sich in unserem Klima den saisonalen Gegebenheiten anpassen. Das bedeutet, im Winter gibt es mehr Eintöpfe, Suppen, Kompotte oder gekochtes Essen. Im Sommer vertragen Sie Rohkostmahlzeiten aber recht gut und können bedenkenlos Salat oder Joghurt in Ihre Ernährung einbauen. Wenn Sie sich mehr über individuelle Ernährungsformen informieren möchten, die thermische Wirkungen von Lebensmitteln berücksichtigen, dann finden Sie viele Anregungen in der Fünf-Elemente-Küche (TCM) oder im Ayurveda.

Kurkuma fördert die Entgiftung.

20 Schätze der Detox-Küche

In diesem Abschnitt finden Sie einen Überblick über Lebensmittel, die sich bei Stoffwechselstörungen und zur Entgiftung als besonders wirksam erweisen. Für viele dieser Zutaten gibt es bereits umfangreiche Studien, ob im Hinblick auf Krebsvorsorge, zur Senkung von Cholesterin oder zur Immunstärkung. Wenn Sie diese Zutaten regelmäßig in Ihren Speiseplan aufnehmen, können Sie Ihre Speisen nicht nur schmackhafter gestalten, sondern auch Ihrer Gesundheit einen großen Dienst erweisen.

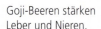
Goji-Beeren stärken Leber und Nieren.

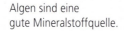
Algen sind eine gute Mineralstoffquelle.

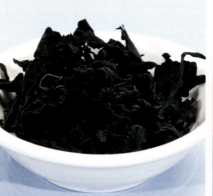
Pilze – reich an besonders wertvollen Inhaltsstoffen

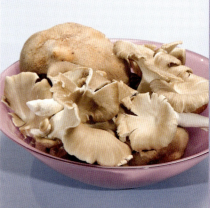

Lebensmittel mit besonderer Entgiftungswirkung

Lebensmittel	Detox-Wirkung
Ingwer	Reich an ätherischen Ölen und Bitterstoffen. Enthält Gingerol (chemisch ähnlich Aspirin), wirkt blutverdünnend, kräftigt den Magen.
Rettiche, weiß + schwarz, Radieschen	Wirken roh kühlend und leicht bewegend, gekocht neutral bis wärmend und ausleitend. Entgiftend, schleimlösend, gallentreibend und verdauungsfördernd. Aktivieren den Stoffwechsel und verschönern das Hautbild. Reich an Vitamin C, Kalzium, Kalium, Eisen, Phosphor, Natrium und verschiedenen Enzymen.
Knoblauch	Enthält zahlreiche Schwefelverbindungen (vor allem Allicin). Wirkt bakterientötend, senkt Cholesterin und Blutdruck, schützt die Leber und unterstützt die Entgiftungsfunktion (vor allem zum Ausleiten von Quecksilber und Cadmium), hilft beim Abbau von Alkohol, hemmt das Tumorwachstum und steigert die Immunabwehr.
Granatäpfel	Enthält Flavonoide und Polyphenole, die das Zellwachstum, die Zellreifung und die Zellregulation günstig beeinflussen, wirkt antioxidativ. Studien bestätigen spezifische Wirkung auf Zellen und Organe (werden gebremst oder eliminiert, andere repariert und vor negativen Einflüssen geschützt). Hilfreich bei Bluthochdruck, Krebs, Arteriosklerose, Fettstoffwechselstörungen, Gelenkbeschwerden, Arthritis und Osteoporose.
Chinakohl	Wichtiger Vitaminlieferant im Winter, hat eine kühlende, entwässernde, beruhigende und abführende Wirkung. Enthaltene Senföle fördern die Verdauung, helfen bei Bronchitis und stärken die Abwehrkräfte.
Chicorée	Bitterstoffe aktivieren Leber und Galle, fördern die Verdauung. Wirkt leicht harntreibend, basenbildend, kühlend, entstauend und entgiftend. Hilfreich bei Ödemen (Wassereinlagerungen), Bluthochdruck, Übergewicht, Ekzemen und Knotenbildung. Gut für Diabetiker und Rheumatiker.
Kurkuma	(Blut)reinigend, entzündungshemmend, hilfreich bei Verdauungsbeschwerden, Lebererkrankungen (entstaut die Leber). Unterstützt die Bildung von Gallensäuren bzw. eine bessere Entleerung der Gallenblase, verbessert die Fett- und Eiweißverdauung, senkt den Cholesterin- und Blutzuckerspiegel. Vermindert Blähungen, Völlegefühl und fördert die Entgiftung.
Oliven	Enthalten hochwertige Fettsäuren, die Vitamine A, B_1, B_2, B_6, Pantothensäure, Folsäure, Vitamin C und E, die Mineralstoffe Kalium, Magnesium, Kalzium, Phosphor, Schwefel, Eisen und Chlor. Glykoside, Oleoside und cholinähnliche Substanzen haben eine Schutzwirkung für Leber und Galle, Olivenöl steigert den Gallenfluss und fördert somit die Verdauung, senkt Cholesterin.
Goji-Beeren oder Bocksdornfrüchte (chin. Gou Qi Zi, lat. *Fructus lycii*, engl. Wolfberries)	Hochwertiges Aminosäureprofil, Anti-Aging-Effekt, fördern Blutbildung, stärken Leber und Niere (und wirken so z. B. gegen graue Haare oder schmerzende Gelenke), befeuchtend für die Augen. Wirken regulierend auf Blutdruck und Blutzuckerspiegel.

Lebensmittel	Detox-Wirkung
Erdmandeln	Reich an Kalium, Eisen, Magnesium und Zink sowie Vitamin E und C. Hoher Ballaststoffanteil wirkt fördernd auf die Verdauung, basenbildend. Einfach zu verwenden: zerdrückte Banane mit etwas Zitronensaft und 2 EL Erdmandeln vermischen oder ein Apfelkompott mit 2 EL Erdmandeln verfeinern.
Austernpilze	Enthalten Beta-Glucane (wertvolle Ballaststoffe), senken Blutfette und Cholesterin.
Shiitake-Pilze	Enthalten Lentinan, das die Insulinproduktion fördert und positiv auf den Blutzuckerspiegel wirkt. Aktivieren durch die verstärkte Bildung von körpereigenem Interferon die Abwehrkräfte. Reich an essenziellen Aminosäuren, vorbeugend bei Arteriosklerose, Herz-Kreislauf-Erkrankungen, Bluthochdruck und Gicht, schützen vor zu hohen Harnsäurewerten und rheumatischen Erkrankungen.
Keimlinge und Sprossen	Wertvolle Enzyme, essenzielle Aminosäuren, leicht verdauliches „Vollkorn". Brokkolisprossen enthalten krebshemmende Schwefelverbindungen; neueste Studien zeigen gute Wirksamkeit gegen das schädliche Magenbakterium Helicobacter pylori.
Avocados	Reich an gesunden ungesättigten Fettsäuren, Kalium, Kalzium, Eisen und Vitamin E.
Artischocken	Enthält Bitterstoff Cynarin, Flavonoide, Inulin und Chinasäurederivate. Hilfreich bei Verdauungsbeschwerden (z. B. bei Blähungen, Völlegefühl), fördert Gallenfluss und verbessert Fettverdauung (vor allem hilfreich für Menschen ohne Gallenblase), schützt und fördert die Regeneration der Leberzellen, wirkt entgiftend und hilft gegen Übelkeit, Erbrechen und PMS (prämenstruelles Syndrom).
Miso	Die Würzpaste aus Sojabohnen enthält alle lebenswichtigen Aminosäuren, Mikroorganismen (Probiotika) für eine gesunde Darmflora und reichlich Vitamin B_{12}, das normalerweise nur in tierischen Produkten vorkommt. Miso wirkt basisch, cholesterinsenkend, verdauungsfördernd, immunstärkend, vitalisierend, zellschützend und entgiftend.
Algen	Enthalten 41 Mineralstoffe (vor allem Kalzium), Spurenelemente und sind eine ideale Jodquelle, wodurch sie den Stoffwechsel antreiben. Enthaltene Alginsäure hat entgiftende Wirkung, daher werden Algenpräparate in der Alternativmedizin zum Ausleiten von Schwermetallen (z. B. Amalgam) eingesetzt. Achtung: Bei Schilddrüsenüberfunktion bitte keine Algen verwenden!
Rucola oder Rauke	Verdauungsfördernd, harntreibend (wegen hohem Gehalt an Kalium), enthält viel Vitamin C, Kalzium, Zink, Jod und Beta-Carotin.
Heilerde	Heilerde ist ein zu Pulver geriebenes Gestein (Löss), enthält Silikate, Kieselsäure, Silizium, Kalzium, Eisen, Magnesium, Natrium, Selen, Mangan und Zink. Hat ein besonders hohes Säurebindungsvermögen, daher hilfreich bei Sodbrennen und Verdauungsstörungen.
Umeboshi	Umeboshi = „getrocknete Pflaume", ist eine japanische Marillenart, die unreif geerntet, getrocknet, in Salz eingelegt und fermentiert wird. Wirkt gegen Müdigkeit, beeinflusst die Darmflora positiv, vor allem bei Verstopfung. Obwohl sie sehr salzig ist, wirkt sie basenbildend, hilft gegen Magenschmerzen, Übersäuerung des Magens und Kopfschmerzen.

Heilpflanzen zum Entgiften und Entschlacken

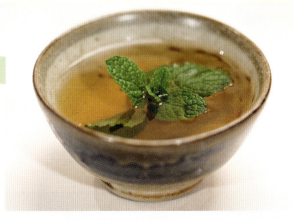

Heilpflanzen können als Tee genossen werden.

Viele heimische Heilpflanzen kurbeln den Stoffwechsel an und unterstützen dadurch Entgiftungs- und Ausscheidungsvorgänge. Die Wirkung beruht hauptsächlich auf den enthaltenen Bitterstoffen. „Was bitter im Mund, ist dem Magen gesund", sagt schon der Volksmund. Dass Bitterstoffe die Verdauung unterstützen, ist schon lange bekannt. Schon in mittelalterlichen Klosterrezepten oder aus Schriften des Mediziners Paracelsus kennt man Elixiere für ein gesundes Leben mit bitteren Kräutern. So sind die vielen Magenbitter-Kräuterschnäpse entstanden, die nach einer reichhaltigen Mahlzeit bei Völlegefühl Erleichterung verschaffen.

Heute weiß man, dass Bitterstoffe Leber, Galle und Bauchspeicheldrüse unterstützen und positiv auf das Herz-Kreislauf-System wirken.

Leider hat sich in den letzten Jahren als Trend durchgesetzt, dass der bittere Geschmack aus Gemüse- und Salatsorten herausgezüchtet wird. Während früher Gemüse und Salate wie Chicorée, Radicchio oder Endivien noch kraftvoll und bitter schmeckten, werden heutzutage nur noch mild schmeckende Sorten gezüchtet und der bittere Geschmack ist selten geworden. Dabei gehen den Menschen die wertvollen Vorteile der Bitterstoffe abhanden. Die Folgen von fehlenden Bitterstoffen in der Ernährung sind vielseitig und reichen von Übergewicht bis hin zu Verdauungsschwächen, Völlegefühl und Stoffwechselkrankheiten. Zudem verkümmern die Geschmacksnerven und das Verlangen nach milden und süßen Lebensmitteln wächst.

Bitterstoffe im Essen sind vor allem bei Übergewicht zu empfehlen, da sie wie eine Essbremse wirken und früher zu einem Sättigungsgefühl führen. Der aromatische Geschmack führt zu einem rascheren Einsetzen der Verdauungsaktivität, und der Sättigungsreiz sowie die Verdauung werden beschleunigt.

Bitterstoffe gelten zudem als Energiespender, die die Abwehrkräfte stärken und den Säure-Basen-Haushalt bewahren. Außerdem wirken Bitterstoffe wie ein „Schleimhauttraining" oder eine Gratis-Jogging-Stunde für den Darm. Die Schleimhäute ziehen sich durch den bitteren Geschmack zuerst zusammen und dehnen sich dann wieder aus. Dabei können Gifte, Stoffwechselschlacken, Viren und Bakterien sowie Pilze leichter abtransportiert und ausgeschieden werden. Aus diesem Grund nehmen Tiere auch immer wieder bittere Kräuter zu sich. Bitterstoffe in flüssiger Form sind in der Apotheke oder in Reformhäusern erhältlich und enthalten Extrakte aus Angelikawurzel, Enzianwurzel, Baldrianwurzel, Zimtrinde, Kardamomsamen und Mariendistelkraut, die regelmäßig eingenommen (am besten täglich zehn Tropfen pur oder in wenig Wasser) den Magen-Darm-Trakt entlasten. Eine Übersicht über die wichtigsten Heilkräuter mit Bitterstoffen folgt auf den nächsten Seiten. Sie können als Extrakt, als Zutat zu Speisen oder aber als unterstützender Tee eingenommen werden. Wichtig ist, dass Kräuter nicht als Dauertherapie verwendet werden sollen. Nach sechs bis acht Wochen Einnahme sollten immer vier Wochen Pause folgen.

Heilpflanzen mit Entgiftungswirkung

Name	Inhaltsstoffe	Detox-Wirkung
Bärlauch	Ätherische Öle, schwefelhaltige Verbindungen, Eisen, Magnesium und Mangan, Ajoen	Senkt den Blutdruck, entspannt die Gefäßwände, dient somit zur Vorbeugung von Herzinfarkt und Schlaganfall. Wirkt entgiftend, unterstützt die Lösung von Schwermetallen wie Blei, Quecksilber und Cadmium aus dem Körper und hilft bei der Ausscheidung.
Brennnessel	Vitamin C, Eisen, Kalium, Magnesium, Kieselsäure, Enzym Sekretin	Hilft bei Erschöpfungszuständen, wirkt blutbildend, fördert die Ausscheidung über die Niere und ist hilfreich bei Stoffwechselerkrankungen wie Gicht oder Rheuma.
Goldrute	Wichtig ist die Verwendung der echten Goldrute Solidago virgaurea, denn nur diese enthält das wirksame Glucosid Leiocarposid.	Wirkt als Tee anregend auf Nierenfunktion, sie durchspült die Nieren regelrecht, weshalb sie auch zur Ausleitung von kleinen Nierensteinen (Harngries) zum Einsatz kommt. Aktiviert den Stoffwechsel, entwässert das Bindegewebe und wirkt entzündungshemmend in den ableitenden Harnwegen.
Hirtentäschel	Aminosäuren, Kalzium, Phosphor, Kalium, Eisen und Mangan	Wirkt blutstillend, Hitze austreibend, harntreibend und klärt die Leber und die Augen. Vor allem bei Frauenkrankheiten geschätzt, wo es Blutungen stillt. Hilft auch bei Harnwegsinfektionen und hohem Blutdruck.
Löwenzahn	Bitterstoffe (Taraxacin in Wurzel und Kraut), Inulin, Vitamin C, A und B, Kalium, Beta-Carotin	Blutreinigend, harntreibend und blutdrucksenkend. Tee der Löwenzahnwurzel verhilft der Gallenflüssigkeit wieder zu einem freieren Fluss und stärkt damit die Verdauung. In der Volksmedizin wird Löwenzahn bei Rheuma, Gicht, Verdauungsstörungen, Ekzemen und Lebererkrankungen eingesetzt.
Mariendistel	Silymarin	Der Wirkstoff Silymarin kommt in der Therapie von Fettleber, Leberzirrhose, aber auch bei Vergiftungen (Knollenblätterpilz) zum Einsatz. Hilft bei Leberentzündungen, Leberschäden, stärkt die Leber und entgiftet. Außerdem hilfreich gegen Migräne und bei Verdauungsproblemen. Äußerlich angewendet gegen Unterschenkelgeschwüre.
Pfefferminze	Menthol	Kühlend, antiseptisch, krampflösend, schmerzlindernd und durchblutungsfördernd. Hilft bei Erkältungskrankheiten und Kopfschmerzen, wirkt verdauungsfördernd und appetitanregend. Allein der Geruch beruhigt und öffnet verstopfte Atemwege. Auch Übelkeit, Brechreiz, Blähungen und Durchfall lassen sich mit Pfefferminztee wirksam bekämpfen.
Rosmarin	Ätherische Öle (Terpene, Thymol), Bitterstoffe, Flavonoide, Saponine	Wirkt kräftigend, vor allem bei niedrigem Blutdruck und allgemeiner Herzschwäche. Entschlackend für Leber, Galle, Darm, hilft bei Frauenleiden und ist krampflösend. Äußerlich wird er bei Rheuma, Gicht, Durchblutungsstörungen und Erschöpfungszuständen angewandt.

Name	Inhaltsstoffe	Detox-Wirkung
Salbei	Ätherische Öle (Kampfer, Limonen, Menthol), Bitterstoffe, Flavonoide, Fumarsäure, Gerbstoffe, Gerbsäure, Salizylsäure, Saponine, Zink, Vitamine	Salbeitee ist als Hausmittel bei Halsschmerzen bekannt. Durch seine leicht kühlende und adstringierende Wirkung hilft er auch bei Magen-Darm-Problemen, Nieren- oder Leberleiden und entzündetem Zahnfleisch. Salbei ist weiterhin als Frauenkraut bekannt, weil er in der Menopause gegen übermäßiges und nächtliches Schwitzen hilft.
Schafgarbe	Ätherische Öle (Azulen, Eukalyptol), Gerbstoffe, Flavone, Bitterstoffe, antibiotische Substanzen	Wirkt blutstillend und krampflösend, hat eine leberschützende Wirkung, beeinflusst die Leberzellbildung und Leberfunktion positiv, hilfreich bei Verdauungsstörungen und Appetitlosigkeit.
Vogelmiere	Vitamin C, Saponine, Flavonoide, Cumarine und ätherische Öle, Kalium, Kieselsäure, Zink	Gegen Frühjahrsmüdigkeit, harntreibend. Regt den gesamten Stoffwechsel an. Das zerstampfte Kraut kann auch auf die Leber als Wickel aufgelegt werden und wirkt so kühlend bei Leberbeschwerden.

Ein Bittertag zur Entschlackung

Zwischendurch oder auch als Einstieg in die Detox-Kur können Sie einen Bittertag einlegen. Das funktioniert ganz einfach: Essen Sie den ganzen Tag nur Bittersalate und Bittergemüse. Die wichtigsten Lieferanten von Bitterstoffen sind Karfiol, Artischocken, Rucola, Radicchio, Chicorée, Endivien, Grapefruits, Orangen und Zitronen. Bei den Getreidesorten liefern Amaranth, Hirse und Buchweizen Bitterstoffe. Unter den Gewürzen sind es vor allem Kurkuma, Kardamom, Liebstöckel, Rosmarin, Lorbeer und Thymian. Bereiten Sie sich daraus Suppen, Salate oder gedünstetes Gemüse mit Getreide zu. Würzen können Sie mit wenig Salz und Kresse. Dazu trinken Sie über den Tag verteilt einen Liter Bittertee. Besorgen Sie sich aus der Apotheke eine Mischung aus je 15 g Angelika- und Enzianwurzel, Löwenzahn, Tausendgüldenkraut, Wermut und je 10 g Fenchelsamen, Melisse und Salbei. Für eine Tasse Tee übergießen Sie 1 Esslöffel der Mischung mit 250 ml kochendem Wasser. Nach fünf Minuten abseihen und in kleinen Schlucken trinken. Ansonsten über den Tag verteilt 2 l lauwarmes Leitungswasser trinken. Als Unterstützung können Sie zur Mittagsruhe oder abends vor dem Einschlafen einen Leberwickel machen. Bereiten Sie eine heiße Wärmflasche vor. Legen Sie ein feuchtes Handtuch über den rechten Rippenbogen, platzieren Sie darauf die Wärmflasche und decken Sie sie mit einem trockenen Handtuch ab. Liegen Sie ruhig für mindestens 30 Minuten, schließen Sie die Augen und genießen Sie die Wärme, die sich im Bauchraum ausbreitet. Sie dürfen dabei ruhig einschlafen. Widmen Sie sich an diesem Tag völlig Ihrer Entspannung. Lassen Sie alles Laute weg. Versuchen Sie auch auf Ihre Tageszeitung, auf Radio und Fernsehen zu verzichten.

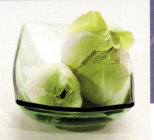

Chicorée ist reich an Bitterstoffen.

Heilpflanzen zum Entgiften und Entschlacken

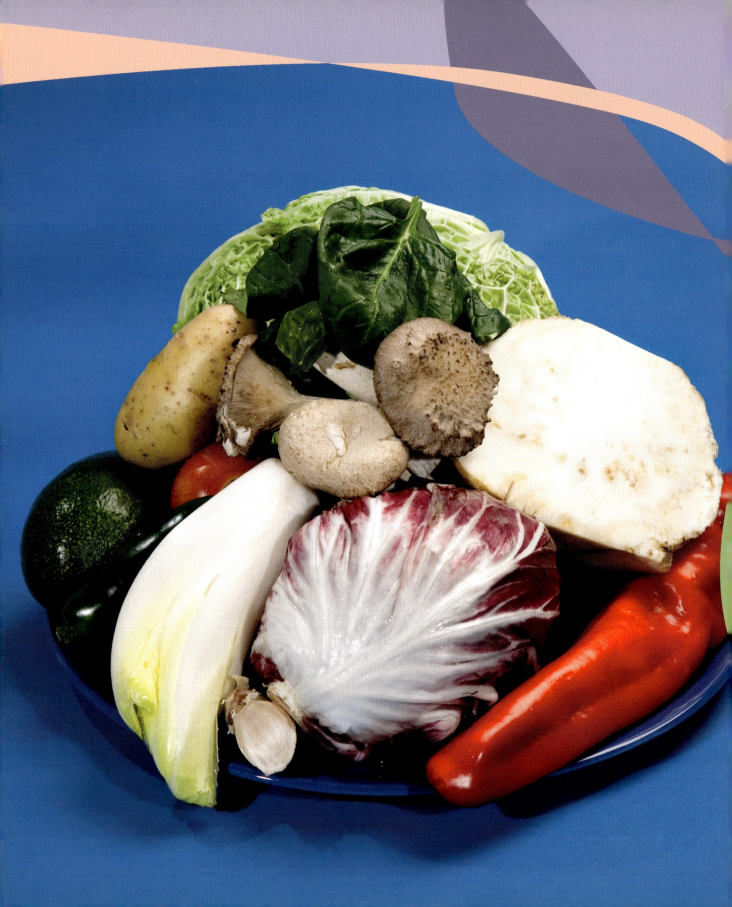

Jetzt geht's los

Die 14-Tage-Detox-Kur – Genuss pur!

Die 14-Tage-Detox-Kur soll ein Einstieg in eine genussvolle und abwechslungsreiche Ernährung sein. Mit saisonalen und regionalen Zutaten bekommen Sie Lust, sich dauerhaft gesünder und ausgewogener zu ernähren. Die Anleitung für die nächsten Tage kann Ihnen auch helfen, mehr Struktur in Ihren Essalltag zu bringen. Nach den 14 Tagen werden Sie Routine haben und auch danach vermehrt zu gesunden Speisen mit mehr Gemüse und Getreide greifen. Vielleicht ist die eine oder andere neue Zutat für Sie dabei. Probieren Sie einfach aus, wie es Ihnen schmeckt, und vielleicht entdecken Sie ja einige neue Lieblingsspeisen. Mit der Detox-Kur setzen Sie neue Maßstäbe für Ihren Stoffwechsel. Der Effekt ist ähnlich einer Fastenkur, aber Sie können essen, genießen und satt werden! Im Gegensatz zum Fasten müssen Sie nicht auf feste Nahrung verzichten. Sie verzichten lediglich auf Hauptsäurebildner wie Weißmehl, Zucker oder Alkohol, schwer verdauliche Milchprodukte und rotes Fleisch. Dafür schöpfen Sie aus allem, was die Natur zu bieten hat: viel frisches Gemüse, Obst, Getreide, Hülsenfrüchte, Nüsse/Samen, Fisch und Geflügel. Die daraus zubereiteten Speisen sollten gut gewürzt werden mit frischen Kräutern, Ingwer, etwas Knoblauch, Kümmel oder Koriander. Salz ist in Maßen erlaubt, empfehlenswert ist Meersalz oder Steinsalz. Die 20 speziellen Lebensmittel der Detox-Küche (siehe Seite 25) mit ihrer besonders starken Wirkung auf den Stoffwechsel sind in die Rezepturen aufgenommen und aktivieren Leber, Nieren und die Verdauung. Ein positiver Nebeneffekt ist ein Gewichtsverlust. Mindestens 2–3 kg werden Sie nach den 14 Tagen verloren haben. Auch wenn Sie nicht abnehmen wollen – bitte rechnen Sie damit, dass Sie durch die Stoffwechselumstellung in den 14 Tagen 1–2 kg verlieren, danach wird sich das Gewicht wieder gut stabilisieren. Bei Bedarf können Sie aber die eine oder andere Zwischenmahlzeit (Obst, Gemüsesuppe, eine Handvoll Nüsse oder Samen) in Ihre Ernährung einbauen, um die Gewichtsabnahme zu stoppen. Selbstverständlich können Sie alle Rezepte auch danach in Ihren normalen Speiseplan übernehmen.

Idealerweise machen Sie die 14-Tage-Kur an einem Stück, aber auch mit nur einer Woche oder einzelnen Detox-Tagen können Sie bereits Ihr Wohlbefinden fördern. Die Detox-Kur ist grundsätzlich für jeden geeignet und gut im Alltag durchführbar. Lediglich in Schwangerschaft und Stillzeit ist die Kur tabu, da Entgiftung jetzt nicht im Vordergrund stehen soll. Wenn Sie unsicher sind, fragen Sie bitte Ihren betreuenden Arzt.

Freie Auswahl für Genießer

Vom Ablauf her beginnt die Detox-Kur mit zwei Entschlackungstagen. Sie haben die Wahl zwischen Gemüsetag, Getreidetag oder Kartoffeltag. Sie können entweder zwei Tage davon hintereinander machen oder abwechseln mit z. B. einem Gemüsetag und einem Kartoffeltag. Rezepte und Tipps zur Umsetzung finden Sie auf den folgenden Seiten.

Danach folgen 12 Detox-Tage, bestehend aus drei Mahlzeiten: Frühstück, Mittag- und Abendessen. Obst als Dessert, entweder frisch oder zubereitet als Kompott oder Mus, rundet die Mahlzeiten ab. Zwischenmahlzeiten sollten – wenn möglich – vermieden werden. Die Essenspausen sollen Ihren Verdauungsorganen Erholung bringen und den Blutzucker stabilisieren. Wenn es aber einmal gar nicht geht, können Sie sich mit einem Teller Gemüsesuppe stärken, eine Tasse Detox-Brühe (siehe Seite 42) trinken oder ein paar Nüsse oder Mandeln – auch in Kombination mit Obst – knabbern.

Die Gemüsesorten in den Rezepten können je nach Saison variiert und ausgetauscht werden, z. B. Zucchini statt Kürbis, Spargel statt Zucchini, Tomaten statt Karotten oder Fenchel. Die Gemüsemenge in den Rezepten ist eine Mindestmenge, die Sie nach Bedarf erweitern dürfen.

Als Beilage gibt es immer gekochtes Getreide oder Kartoffeln. Für zwei Wochen sollten Sie – soweit möglich – auf Brot und Gebäck verzichten. Wenn es einmal schnell gehen muss oder Sie starkes Bedürfnis nach Brot haben, dann wählen Sie bitte ein hochwertiges Roggen- oder Dinkelbrot.

Der Rezeptteil ist gegliedert nach Vorschlägen für Frühstück und Obstmahlzeiten und eine eigene Kategorie Mittag- oder Abendessen. Sie können beliebig pro Tag aus den Vorschlägen auswählen. Wer gern pikant frühstückt, kann nach Bedarf auch die Rezepte der Entschlackungstage zum Frühstück aufnehmen. Auf Seite 35 finden Sie als Unterstützung einen 14-Tage-Plan als Vorschlag inklusive Hinweisen zu den Rezepten und Einkaufslisten.

Eine Detox-Kur macht zu zweit mehr Freude, deshalb sind die Rezepte immer für zwei Portionen berechnet. Wenn Sie die Kur rein vegetarisch durchführen möchten, dann tauschen Sie Geflügel oder Fisch gegen Tofu, Kichererbsen, Linsen oder Bohnen aus.

Wasser macht rein

Wasser ist das Elixier des Lebens. Wasser hilft, Stoffwechsel-Abbauprodukte und Giftstoffe aus dem Körper zu schwemmen. Mit einer Zufuhr von 1,5–3 Litern Wasser über den Tag reinigen Sie Ihren Körper und bremsen den Appetit. Wasser hilft Ihnen dabei, dass die Nahrung bestmöglich verwertet und Ihr Stoffwechsel angeregt wird. Außerdem sorgt Wasser für eine straffe Haut und gute Konzentration. Von der Auswahl her können Sie sowohl Leitungswasser als auch mildes Mineralwasser trinken. In der kalten Jahreszeit ist heißes Wasser angenehmer für das Verdauungssystem. In der TCM setzt man auf „süß gekochtes Wasser" oder Ingwertee. Dazu Wasser (bei Ingwertee mit 2–3 Scheiben Ingwer) zugedeckt 10–15 Minuten kochen. So wird das Wasser vom Geschmack her süßlich bzw. übernimmt den leicht scharfen Geschmack der Ingwerwurzel. Beides wirkt aktivierend auf den Stoffwechsel und unterstützt Ihren Körper ideal. Füllen Sie das Wasser bzw. den Tee in eine Thermoskanne und trinken Sie es über den Tag verteilt in kleinen Schlucken.

Kräutertee ist ebenfalls möglich. Eine gute Mischung zur Bindegewebsentschlackung ist folgender Kräutermix: 30 g Löwenzahnwurzel, 30 g Birkenblätter, 10 g Holunderblüten, 10 g zerstoßene Fenchelfrüchte. Für eine Tasse Tee übergießen Sie 1 EL dieser Mischung mit 250 ml kochendem Wasser, 10 Minuten ziehen lassen, abseihen und trinken.

Für Kaffeeliebhaber sind 1–2 Tassen pro Tag zu den Mahlzeiten erlaubt, aber bitte schwarz und ohne Zucker.

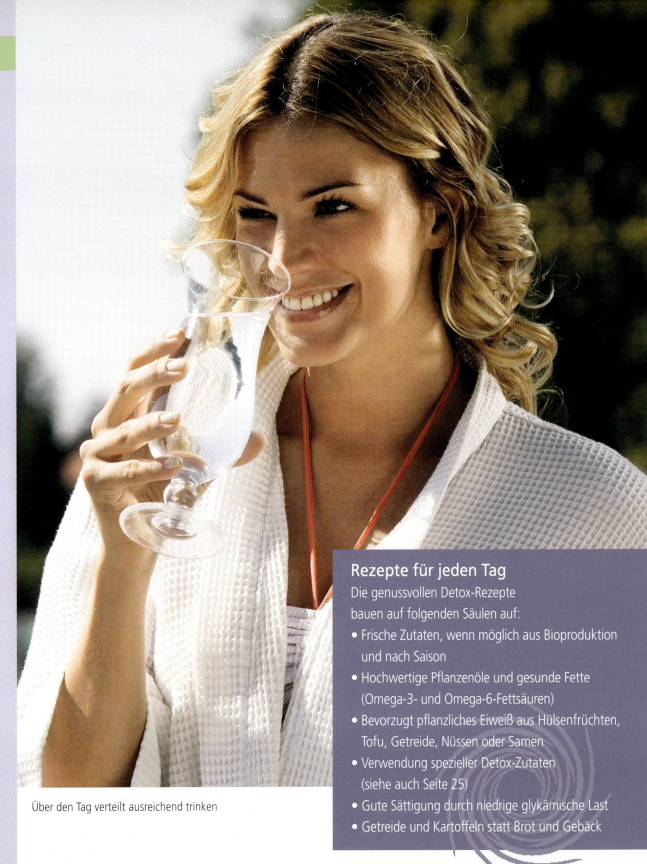

Über den Tag verteilt ausreichend trinken

Rezepte für jeden Tag

Die genussvollen Detox-Rezepte bauen auf folgenden Säulen auf:

- Frische Zutaten, wenn möglich aus Bioproduktion und nach Saison
- Hochwertige Pflanzenöle und gesunde Fette (Omega-3- und Omega-6-Fettsäuren)
- Bevorzugt pflanzliches Eiweiß aus Hülsenfrüchten, Tofu, Getreide, Nüssen oder Samen
- Verwendung spezieller Detox-Zutaten (siehe auch Seite 25)
- Gute Sättigung durch niedrige glykämische Last
- Getreide und Kartoffeln statt Brot und Gebäck

Jetzt geht's los

Der 2-Wochen-Plan

Woche 1

Tag	Frühstück	Mittagessen	Abendessen
Gemüsetag	Basen-Gemüse-Suppe	Detox-Suppe nach TCM	Kohlrabisuppe
Kartoffeltag	Kartoffelsuppe	Gefüllte Kartoffeln	Kartoffelsalat mit Spargel
Tag 3	Buchweizen mit Apfel und Haselnüssen	Tofu-Kraut-Salat mit Birne und Polenta	Linsengemüse mit Karfiol
Tag 4	Hirse mit Birnen und Weintrauben	Karfiolsuppe mit Polenta/ Rote Grütze	Tintenfisch mit Stangensellerie
Tag 5	Dinkelmus mit Karotten	Reispfanne mit Gemüse und Pilzen	Linsencremesuppe/ Zwetschkenkompott
Tag 6	Pikante Polenta	Salat mit Wildreis	Pute auf buntem Gemüse
Tag 7	Süßreis mit Birnen und Mandeln	Bunte Gemüsepfanne mit Hirse	Kürbisgemüse mit Fisch

Woche 2

Tag	Frühstück	Mittagessen	Abendessen
Tag 8	Bananen-Sesam-Porridge	Rote Rübensuppe/ Obstsalat mit Nuss-Granola	Chinakohl-Reis-Roulade
Tag 9	Gerstenflockenporridge	Radicchiosalat mit Apfel und Nüssen	Gefüllter Paprika
Tag 10	Pikante Polenta	Kartoffelsalat mit Grünem Spargel	Maisrisotto
Tag 11	Süßreis mit Birnen und Mandeln	Buchweizen-Tofu-Salat	Fisch auf Fenchel-Tomaten-Reis
Tag 12	Buchweizen mit Apfel und Haselnüssen	Grillhuhn mit Tomaten und Kartoffeln	Gemüsesuppe mit Kerbel/ Gewürzbirne
Tag 13	Reissuppe mit Zucchini	Kartoffel-Endivien-Salat mit Walnüssen	Kichererbsen-Gemüse-Curry
Tag 14	Gerstenflockenporridge	Bohnensalat mit Mais und Avocado	Huhn mit Chinakohl-Maroni-Gemüse

Jetzt geht's los

Einkaufsliste

Die meisten der empfohlenen Lebensmittel erhalten Sie mittlerweile im normalen Supermarkt, meist sogar in Bioqualität. Spezielle Gewürze oder die „Schätze der Detox-Küche" bekommen Sie im Bioladen oder Reformhaus.

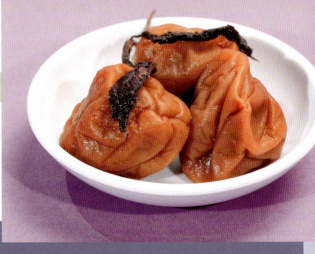

Umeboshi-Pflaumen

Woche 1 + 2
Das sollten Sie im Haus haben:

Trockenwaren
Buchweizen
Polenta (Maisgrieß)
Hirse
Naturreis
Dinkelreis
Haferreis
Haferflocken
Gerstenflocken
Wildreis
Rundkornreis oder Mochi-Reis
Langkornreis oder Basmati
Dinkel, geschrotet, oder Dinkelgrieß
Braune Linsen
Kichererbsen
Rote Kidneybohnen
Haselnüsse, gerieben
Mandeln, gerieben
Walnüsse, ganz
Mandeln, ganz
Sesam
Sonnenblumenkerne
Kürbiskerne
1 Dose (ca. 200 ml) Kokosmilch
Kokosflocken

2 Liter Soja- oder Reismilch
1 Glas oder Dose Artischockenherzen
2 kleine Dosen Maiskörner
1 Packung Maroni, geschält, vorgegart

Gewürze
Zimt, gemahlen
Muskatnuss
Pfeffer
Currypulver
Salz
Kurkuma
Koriander, gemahlen
Koriander, ganz
Safranfäden
Fenchelsamen oder Fencheltee
Paprikapulver
Kardamom, gemahlen
Kardamom, ganz
Bertram, gemahlen
Lorbeerblätter
Currypulver
Thymian, getrocknet
Zimtstangen

Wacholderbeeren
Gewürznelken
Sternanis
Kreuzkümmel (Cumin)
Majoran, getrocknet

Würzmittel
Apfelessig
Balsamico, weiß
Sonnenblumenöl
Sesamöl
Rapsöl
Olivenöl
Tamari (Sojasoße)
Umeboshi-Mus
Umeboshi-Pflaumen
Gemüsebrühe
Dijon-Senf
Honig
Kakaopulver
Speisestärke oder Pfeilwurzelmehl
Roter Traubensaft
1 kleine Packung Tomatensaft
Tomatenmark
Tahin (Sesammus)

Jetzt geht's los

Frisch einzukaufen (Bei Obst und Gemüse können Sie nach Saison variieren und bei Bedarf auch austauschen.)

Woche 1

Obst, Gemüse, frische Gewürze
Ingwerwurzel
Pfefferminze
3 Bund Petersilie
1 Bund Basilikum
Schnittlauch
4 Zitronen
1 kg Zwiebeln
Knoblauch
1 kg Äpfel
1 kg Birnen
500 g Weintrauben, dunkel, hell
125 g Rote Ribisel
125 g Schwarze Ribisel
200 g Himbeeren
100 g Erdbeeren
300 g Kirschen
300 g Zwetschken
1 Karfiol
2 Stangensellerie
1 kg Tomaten
1 kg Karotten
1 Sellerieknolle
1 Stange Porree
2 rote Paprikaschoten
2 Maiskolben, gekocht
(oder 1 kleine Dose Maiskörner)
150 g Austernpilze
100 g Champignons
2 Orangen
1 Avocado, weich
150 g Rucola oder Vogerlsalat
1 Rettich, schwarz
1 Fenchelknolle
100 g Zuckererbsenschoten
2 Feldgurken
100 g Blattspinat
1 Bund Frühlingszwiebeln oder
3 Zwiebeln
1 Kürbis (Hokkaido
oder Butternuss)
1 kleines Weißkraut

Geflügel, Fisch, Tofu
200 g Putenfilet
200 g Räuchertofu
250 g Tintenfisch
250 g Fischfilet (z. B. Wels,
Pangasius, Lachs, Scholle)

Woche 2

Obst, Gemüse, frische Gewürze
2 Zitronen
1 Chilischote
1 Becher Kresse
1 Bund Dille
1 Bund Petersilie
1 Bund Kerbel
1 Bund Schnittlauch
1 Bund Basilikum
2 Bund Koriander
(Alternative: Petersilie)
1 Bund Thymian oder
Zitronenthymian
1 kg Birnen
100 g Himbeeren
1 Banane
500 g Erdbeeren
1 kg Karotten
300 g Champignons
200 g Sojasprossen
1 Chinakohl
2 Rote Rüben, vorgekocht
1 Radicchiosalat
125 g Vogerlsalat
1 Eisbergsalat
2 rote Paprikaschoten
1 gelbe Paprikaschote
1 kg Tomaten
1 kg Kartoffeln
400 g Grüner Spargel
1 Stangensellerie
1 Fenchelknolle
1 Kohlrabi
1 Zwiebel, rot
250 g Zucchini
1 Endiviensalat
250 g Blattspinat
3 Bund Jungzwiebeln
1 Avocado, weich

Geflügel, Fisch, Tofu
200 g Räuchertofu
250 g Fischfilet
(z. B. Forelle, Wels, Saibling)
500 g Hühnerfilet

Jetzt geht's los

Gemüsetag – bunt und vielfältig

Die vielen Sorten an Gemüse können als „Medizin aus der Küche" angesehen werden. Gemüse liefert besonders viele Vitamine, Mineralstoffe und durch den hohen Faseranteil auch Ballaststoffe, die die Verdauung regulieren. Der hohe Mineralstoff- und Vitamingehalt macht Gemüse basisch, somit ist ein Gemüsetag von der Wirkung entsäuernd und entschlackend.

Besonders wertvoll sind die vom Gemüse mitgelieferten sekundären Pflanzeninhaltsstoffe. Sie haben im Gegensatz zu den Hauptnährstoffen keine nährende, sondern eine schützende Funktion. Auch wenn sie nicht lebensnotwendig sind, bereichern sekundäre Pflanzeninhaltsstoffe durch ihre Farbgebung und ihre Aromen unsere Nahrungswelt. Bei einem Mangel werden wir mit der Zeit anfälliger für chronische Krankheiten wie Herz-Kreislauf-Störungen, wahrscheinlich auch für Krebs. Sekundäre Pflanzeninhaltsstoffe gelten inzwischen als „Vitamine des 21. Jahrhunderts". Bisher bekannt sind etwa 30 000 verschiedene Stoffe, wovon sich ca. 10 000 in für den Menschen verwertbaren Nahrungsmitteln befinden (Obst, Gemüse, Getreide, Kräuter, Nüsse, Samen). Obst und Gemüse sollten möglichst häufig mit der Schale verzehrt werden, denn die sekundären Pflanzenstoffe befinden sich wegen ihrer Schutzwirkung überwiegend in den Randschichten der Pflanze sowie in den äußeren Blättern.

Gemüse zum Genießen

Starten Sie mit einem Gemüsetag. Der Ablauf ist eigentlich recht einfach. Sie können bis zu 1,5 kg Gemüse essen, idealerweise aufgeteilt auf drei Mahlzeiten. Besonders bekömmlich sind Gemüsesuppen oder gedünstetes Gemüse mit Kräutern und wenig Salz. Wählen Sie bitte aus folgenden Rezepten.

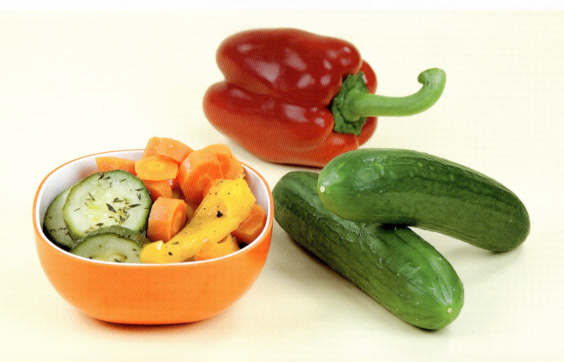

Die wichtigsten sekundären Pflanzeninhaltsstoffe

Bezeichnung	Farbe	Lieferanten	Wirkung
Carotinoide	Rot/Orange	Tomaten, Karotten, Marillen, Kürbisse	Antioxidativ, zellschützend, stimulieren Immunsystem, schützen vor UV-Strahlung. Wichtig: Immer mit etwas Fett essen!
Polyphenole	Blau/Violett	Heidelbeeren, blaue Weintrauben, Melanzani, Brombeeren	Antibiotische Wirkung, entzündungshemmend, schützen vor Herz-Kreislauf-Erkrankungen und Infektionen. Wichtig: Werden im Körper schnell abgebaut und sollten deshalb täglich verzehrt werden.
Flavonoide	Gelb	Mais, Ananas, Kartoffeln, gelber Paprika, Birnen	Antibiotische Wirkung, krebsvorbeugend, regulieren Cholesterinspiegel. Wichtig: Besonders reich ist die helle Haut von Zitrusfrüchten, kleine Mengen davon bitte mitessen.
Saponine	Grün	Artischocken, Brokkoli, Stachelbeeren, Spinat, Mangold, Kiwis, Rosmarin, Salbei	Schützen vor Krebs, wirken antibakteriell, verbessern die Blutfettwerte. Wichtig: Saponine gehen ins Kochwasser über, dieses deshalb bitte mitverwenden.
Sulfide	Weiß-Grün	Knoblauch, Zwiebeln, Lauch, Kresse	Schmecken meist scharf, wirken antibiotisch, schützen vor Entzündungen und Infektionen, wirken antiviral und antioxidativ. Wichtig: Durch ihre Schärfe werden sie gekocht meist besser vertragen und sind dann bekömmlicher.

Radieschen und Karotten mariniert

4 Karotten
1 Bund Radieschen
2 EL Sesamöl
2 EL Sesamsamen
Pfeffer aus der Mühle
1 Prise Salz
2 EL Apfelessig
2 EL Rapsöl
1 daumengroßes Stück Ingwer,
fein gehackt oder geraspelt
2 EL Sojasoße
1/2 TL Umeboshi-Mus
1 Bund Schnittlauch
2 Chinakohlblätter

Karotten schälen, halbieren, vierteln und in 2 cm lange Stifte schneiden. Die Karottenstifte im Dampfgarer oder in etwas Wasser bissfest kochen.

Die Radieschen waschen, putzen und in dünne Scheiben schneiden oder hobeln. Die Scheiben auf einem Teller mit einer Marinade aus Sesamöl, Sesam, Pfeffer, Salz und Essig kurz marinieren.

Die Karottenstifte ebenfalls auf einen Teller oder in eine Schüssel geben und in einer Marinade aus Rapsöl, gehacktem Ingwer, Sojasoße und Umeboshi-Mus kurz ziehen lassen. Schnittlauch in Röllchen schneiden und zu den Karotten geben. Die beiden Salate auf Chinakohlblättern anrichten.

Radieschen

Nach der Traditionellen Chinesischen Medizin (TCM) wirken Radieschen kühlend und erfrischend, d. h., sie reduzieren innere Hitze, stärken die Blutproduktion und helfen bei Übergewicht. In der Volksmedizin werden Radieschen bei hohen Cholesterinwerten und Gallenleiden empfohlen. Durch die Kombination mit Essig wirken sie entgiftend und entschlackend. Die Karotten stärken nach der TCM die Milzfunktion und senken den Blutdruck bzw. die Blutfette. Die Salate helfen sehr gut bei Völlegefühl und träger Verdauung.

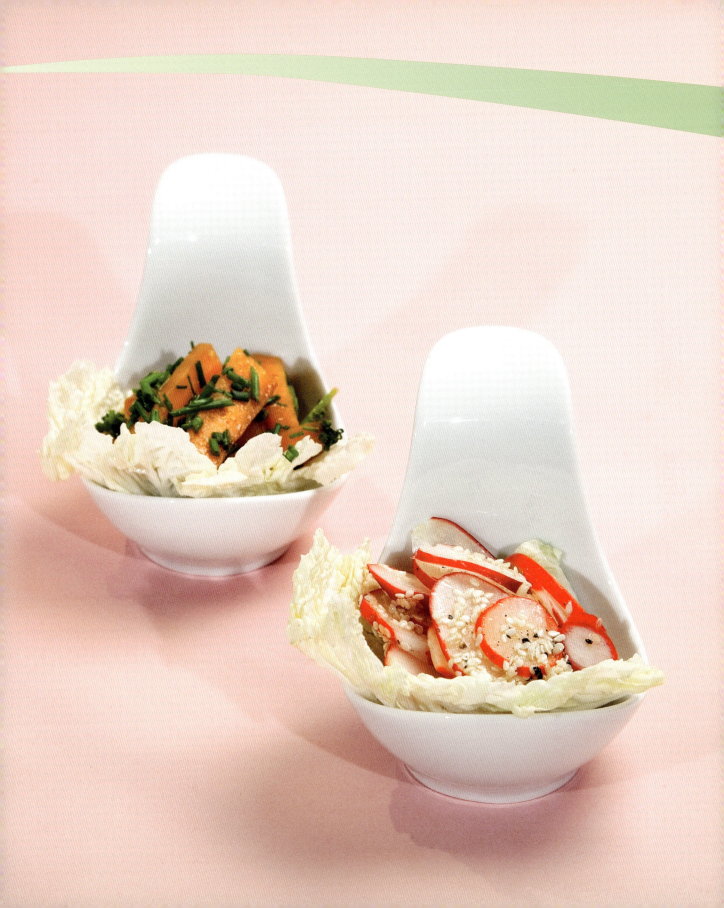

Detox-Brühe

Zutaten für etwa 2 Liter
3 l Wasser
Kräuter und Gewürze nach Belieben (z. B. Petersilie, Lorbeerblatt, Ingwer, Wacholderbeeren, Fenchelsamen, Oregano, Thymian, Majoran, Kurkumapulver, Koriandersamen)
6 große Hände voll Gemüse
Verwenden Sie bitte möglichst viele verschiedene frische Gemüsesorten, wobei mindestens 4 der hier genannten dabei sein sollten: Fenchel, Kartoffeln, Kohlrüben (Steckrüben), Rettiche (weiß oder schwarz), Pastinaken, Petersilwurzeln, Stangensellerie, Knollensellerie, Zwiebeln, Lauch, Shiitake-Pilze.

Gemüse waschen, schälen, in grobe Stücke schneiden.

Alle Zutaten in einen großen Topf geben, aufkochen und bei geringer Hitze mindestens 2 Stunden köcheln lassen.

Die Brühe abseihen, sofort heiß in Schraubdeckelgläser füllen und umgedreht auskühlen lassen. Die Brühe hält so im Kühlschrank 3–5 Tage und kann nach Bedarf aufgewärmt getrunken werden.

Mit klein geschnittenem frischem Gemüse ist sie eine gute Basis für eine Gemüsesuppe mit Einlage.

Basen-Gemüse-Suppe

2 l Wasser
1,5 kg Gemüse
Dazu am besten kräftig schmeckende Gemüsesorten auswählen, z. B. Fenchel, Petersilwurzeln, Stangensellerie, Knollensellerie, Karotten, Kartoffeln. Bei guter Verträglichkeit können auch Spargel, Knoblauch, Lauch oder Zwiebeln verwendet werden.

Gemüse waschen, schälen, so klein wie möglich schneiden und in einem Topf mit kaltem Wasser aufsetzen.

Wenig Salz zufügen und die Suppe 40 Minuten bei mittlerer Hitze ziehen lassen. Sie sollte nicht wallend aufkochen.

Die Suppe über den Tag verteilt – mit frischen gehackten Kräutern bestreut – essen.

Jetzt geht's los: Gemüsetag

Detox-Suppe nach TCM

15 g getrocknete Shiitake-Pilze
1 EL Hijiki-Algen
2 EL Goji-Beeren (getrocknete Bocksdornfrüchte)
2 kleine Rettiche (schwarz)
3 Zwiebeln
3 Karotten
1 Stange Lauch
1 Stück Ingwer, ca. 2 cm lang
1,5 l Wasser
4 EL Tamari, Shoyu oder Shiso
frisch gehackte Kräuter nach Belieben

Shiitake-Pilze, Algen und Goji-Beeren in heißem Wasser 10 Minuten einweichen. Das Einweichwasser wird zum Kochen verwendet. Rettiche schälen und in Würfel schneiden. Zwiebeln schälen und in Ringe schneiden. Karotten und Lauch putzen und in dünne Scheiben schneiden. Ingwer schälen und fein hacken.

In einem Topf ca. 1,5 l Wasser mit dem Einweichwasser aufkochen. Das Gemüse darin 20–25 Minuten zugedeckt kochen. Dann den Topf von der Herdplatte nehmen und mit Tamari, Shoyu oder Shiso abschmecken. Mit frischen Kräutern bestreut servieren.

Bocksdornfrüchte

Erhältlich sind Bocksdornfrüchte in Asialäden (am besten nach den roten Beeren für die Augen fragen) oder in Apotheken, die chinesische Kräuter führen. Die kleinen Früchte lassen sich sehr gut in unserer heimischen Küche einsetzen. Sie eignen sich als Zutat für Kompotte, Suppen, Eintöpfe, Reisbrei, gekochtes Getreide, Aufläufe, als Tee, in Salaten, oder man isst sie wie Rosinen. Eine einfache Zubereitung ist der „Augenjuwelentee", dazu 1 Esslöffel getrocknete Bocksdornfrüchte mit 1/2 Liter kochendem Wasser übergießen und zugedeckt 10 Minuten ziehen lassen. Sie brauchen den Tee nicht abseihen. Die süßlich schmeckenden Beeren können Sie mit in die Tasse geben und mitessen. Dieser Tee stärkt die Sehkraft und hilft bei anstrengender Bildschirmarbeit. Ein „Beerenelixier für das Blut" ist folgende Zubereitung: 50 g Rosinen und 30 g Bocksdornfrüchte mit 400 ml Wasser zu einer dicken Suppe einkochen, bei Bedarf noch etwas Wasser nachgießen. Diese Mischung abends vor dem Schlafengehen trinken – über 10 Tage. Das Elixier wirkt stärkend bei beginnendem Burn-out oder chronischer Überlastung, hilft bei Einschlaf- oder Durchschlafstörungen und wirkt befeuchtend für die Augen.

Gemüsesuppe mit Kerbel

700 ml Gemüsebrühe
1 Kohlrabi
2 Kartoffeln
2 Karotten
1 Zwiebel
Pfeffer aus der Mühle
1 Prise Salz
etwas Zitronensaft
4 Wacholderbeeren
1 Bund Kerbel

Gemüsebrühe in einem Topf erhitzen.

Kohlrabi und Kartoffeln schälen und zu Würfeln schneiden. Karotten putzen und in Scheiben schneiden. Zwiebel fein hacken.

Gemüse und Zwiebeln in die Suppe geben, mit Pfeffer, Salz und etwas Zitronensaft abschmecken, mit Wacholder würzen und zugedeckt 15 Minuten kochen.

Kerbel fein hacken und die Suppe damit bestreut servieren.

Kerbel
Der etwas unscheinbare Kerbel wurde bereits von Hildegard von Bingen sehr geschätzt. Er ist als Heilmittel vor allem in Mitteleuropa sehr bekannt. Seine Wirkung ist entschlackend, blutreinigend, beruhigend für die Verdauung und blutdrucksenkend. Kerbel wird in der Küche ähnlich wie Petersilie verwendet. Das würzig-süße Aroma erinnert etwas an Anis.

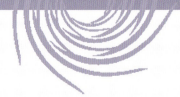

Kohlrabisuppe

2 Kohlrabi
1 Bund Jungzwiebeln
400 ml Gemüsebrühe
1 Prise Muskatnuss
Pfeffer aus der Mühle
1 Prise Salz
1/2 Bund Kerbel oder Löwenzahnblätter
Saft einer halben Zitrone
1 EL rosa Pfefferbeeren

Kohlrabi schälen und in Würfel schneiden. Jungzwiebeln putzen und in Ringe schneiden.

Gemüsebrühe erhitzen. Kohlrabiwürfel und Jungzwiebeln darin mit einer Prise Muskatnuss, Pfeffer und Salz etwa 10 Minuten weich kochen.

Einige Kerbel- oder Löwenzahnblätter für die Garnitur zur Seite legen. Restliche Kräuter mit der Suppe pürieren und mit Zitronensaft verfeinern.

Die Suppe mit Kräutern und einigen rosa Pfefferbeeren garniert servieren.

Kohlrabiblätter

Was vielen unbekannt ist: Auch die Blätter vom Kohlrabi können wie Gemüse verkocht und verwendet werden. Die Blätter enthalten bis zu dreimal so viel Nährstoffe wie die Knolle. Lediglich sehr holzige Blätter sollten verworfen werden. An Nährstoffen enthalten Kohlrabi bzw. die Blätter viel Carotinoide (Vorstufe von Vitamin A), Vitamin C, B-Vitamine, Folsäure, Selen, Kalium, Kalzium und Magnesium. Weiterhin enthält Kohlrabi feinwürzige Senföle und Glucosinolate, die zu den sekundären Pflanzenstoffen zählen. Senföle stärken die Immunabwehr und helfen auch bei Grippe. Glucosinolate wirken vorbeugend gegen Krebs, vor allem aus rohem Kohlrabi. Kohlrabi hat einen sehr hohen Ballaststoffanteil, was leider bei Rohgenuss Blähungen verursachen kann. Kurz gedünstet oder dampfgegart wird er bekömmlicher. In der TCM gilt Kohlrabi als harmonisierend für Magen und Darm, er leitet Darmwinde ab und reduziert Feuchtigkeit. Therapeutisch eingesetzt wird er vor allem bei Verdauungsstörungen und Übergewicht.

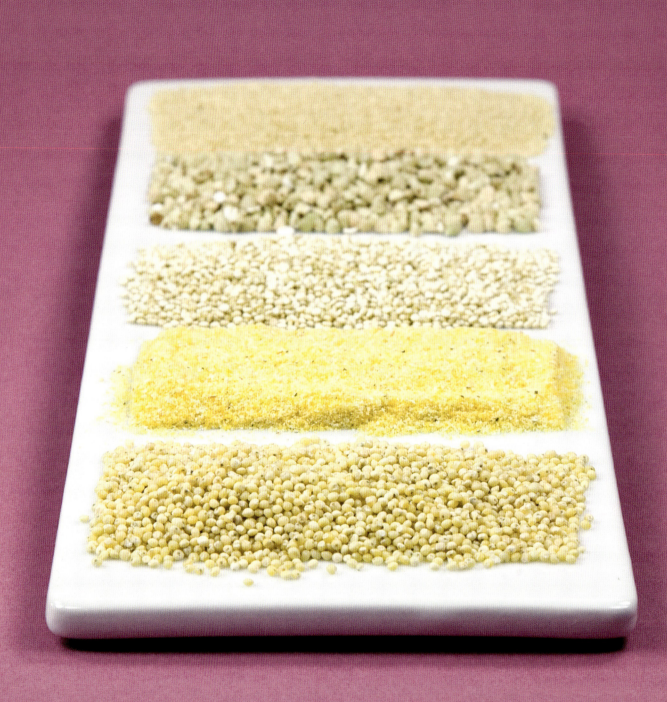

Getreidetag – gesund und mineralstoffreich

Alle Körner und Vollkornprodukte sind generell sehr gesund. Sie liefern Energie und viele Nährstoffe, die diese Energie den Zellen zugänglich machen. Vollkornprodukte geben ihre Energie aufgrund des Ballaststoffgehalts langsam ab, sorgen deshalb für eine gute Sättigung und verhindern Heißhungerattacken. Zu beachten ist bei Getreide aber die unterschiedliche Wirkung auf den Säure-Basen-Haushalt. Der Gehalt an Mineralstoffen (vor allem die basischen Kaliumsalze) ist für die Basenbildung verantwortlich. Auch aus diesem Grund ist Vollkorngetreide zu bevorzugen. Es enthält wesentlich mehr Mineralien als Weißmehlprodukte. In der herkömmlichen Ernährung wird heute Mehl fast immer mit Weizenmehl gleichgesetzt. Weizen wurde in den letzten Jahrzehnten aufgrund der großen Nachfrage zu immer mehr Hochleistung gezüchtet, wodurch auch der Glutengehalt im Laufe der Jahre anstieg, was letztendlich viele Menschen, die eine Weizenunverträglichkeit ausgebildet haben, spüren. Unsere Ernährung sollte deshalb vielfältiger sein. Auch andere Getreide wie Dinkel, Kamut, Hafer, Hirse, Quinoa, Amaranth, Buchweizen, Reis oder Gerste sollten vermehrt in die tägliche Ernährung aufgenommen werden. Diese Getreide sind die Basis für den Getreidetag.

Ablauf eines Getreidetages:
- Entscheiden Sie sich für eine Getreidesorte (z. B. Gerste, Basmatireis, Hirse, Buchweizen).
- Essen Sie 3-mal täglich dieses gekochte Getreide (ca. 150 g Trockengewicht) mit gedünstetem Gemüse (so viel Sie möchten) oder Obst (maximal 500 g). Getreide können Sie gut für 2–3 Tage vorkochen, Gemüse oder Obst bitte immer frisch zubereiten!
- Geben Sie jeweils 1 Esslöffel kalt gepresstes Öl (z. B. Rapsöl, Leinöl, Olivenöl, Sesamöl, Kürbiskernöl) dazu.
- Würzen Sie mit frischen Kräutern, Gewürzen, Kresse oder Sprossen.

Die folgenden Rezepte können jeweils auch mit anderen Getreidearten zubereitet werden, z. B. Quinoa-Pilz-Pfanne schmeckt ebenso mit Hirse. So können Sie der Regel „eine Getreidesorte für den ganzen Tag" treu bleiben. Nutzen Sie die Rezepte als Inspiration für die Zubereitung Ihres Wunschgetreides.

Getreide richtig zubereitet

Als Beilagen zu den Hauptgerichten mittags oder abends können Sie immer eine Portion gekochtes Getreide essen. Eine Portion entspricht einer Tasse mit etwa 250 ml Inhalt. Getreide ist einfach zuzubereiten und hält vorgekocht 2–3 Tage im Kühlschrank. Kochen Sie eine Mengeneinheit gewaschenes Getreide mit der doppelten Menge Wasser auf. Sobald das Getreide kocht, auf kleine Hitze zurückdrehen und zugedeckt für 10 Minuten köcheln lassen. Den Topf vom Herd nehmen und weitere 5–10 Minuten zugedeckt ausquellen lassen. Bei Bedarf noch Wasser zugeben. Das Getreide wird nicht gewürzt, so können Sie es – je nach Wunsch – süß oder pikant zubereiten.

Die wichtigsten Getreidesorten

Getreide	Glutenhaltig/glutenfrei	Wichtige Inhaltsstoffe
Amaranth	Glutenfrei	Ungesättigte Fettsäuren, Vitamin B_{12} und Vitamin C, enthält mehr Eiweiß und Kalzium als andere Getreide (wichtig für Vegetarier)
Buchweizen	Glutenfrei	Ungesättigte Fettsäuren, Rutin (festigt Gefäße und hilft bei Venenbeschwerden), Eisen, Magnesium
Dinkel	Glutenhaltig	Kieselsäure, mehr Vitamine und Mineralstoffe als Weizen
Gerste	Glutenhaltig	Eisen, Zink, Mangan
Grünkern (unreifer Dinkel, der bei 120 °C gedarrt bzw. getrocknet wird)	Glutenhaltig	Magnesium, Phosphor
Hafer	Glutenhaltig	Mehr Fett als andere Getreide (wertvolle ungesättigte Fette), Vitamin E, Kalzium, Eisen, Mangan, Silizium und Zink, Beta-Glucane (unlösliche Ballaststoffe)
Hirse	Glutenfrei	Ungesättigte Fettsäuren, Lezithin, mehr Mineralstoffe als andere Getreide, B-Vitamine (B_1, B_2, B_6 und Panthothensäure)
Quinoa	Glutenfrei	Eiweißreich (ca. 16 % Eiweiß), essenzielle Aminosäuren, Kalium, Kalzium, Eisen, Magnesium, B-Vitamine, Vitamin C und E
Reis	Glutenfrei	Kalium
Roggen	Glutenhaltig	B-Vitamine (B_1, B_2, Niacin), Vitamin E, Carotin, Biotin, Kalium, Natrium, Kalzium, Magnesium, Phosphor, Schwefel, Chlor, Silizium, Eisen, Mangan, Kupfer, Kobalt, Zink, Jod, Rutin
Weizen	Glutenhaltig	Eisen, Magnesium, Kieselsäure, Kalium

Jetzt geht's los: Getreidetag

Wirkung nach TCM	Kochzeit
Süß-bitterer Geschmack, stärkt Niere, Verdauungsorgane und Lunge	25–30 Minuten, gut kombinierbar mit Reis
Buchweizen gilt als „Entgifter", süß-bitterer Geschmack, stärkt Milz, Magen, Herz und Venen	20 Minuten
Süßer Geschmack, stärkt Milz, Bauchspeicheldrüse und Leber, nährt das Yin (blutbildend), stärkt das Qi, Heilnahrung für den Darm	Als ganzes Korn 60 Minuten, als Dinkelreis 20–25 Minuten
Leicht süßlich, erfrischend, tonisiert Qi und Blut, leitet Hitze aus, entstaut bei Völlegefühl bzw. Verstopfung	Als ganzes Korn 50–60 Minuten, als Rollgerste 30 Minuten
Süßsaurer Geschmack, stärkt und entgiftet die Leber, regt Stoffwechsel und Verdauung an, entwässert	50 Minuten
Süß-bitterer Geschmack, leicht wärmend, stärkt Milz, Magen, Herz, Lunge und Nieren, senkt den Cholesterinspiegel, wirkt kräftigend und verdauungsfördernd	Als ganzes Korn ca. 60 Minuten, als Haferreis 20–25 Minuten, als Flocken 5–10 Minuten
Süß-salziger Geschmack, stärkt Milz, Magen und Niere, vor allem auch Haare, Haut und Nägel, hilft gegen Arthritis, stärkt das Bindegewebe und beseitigt chronische Müdigkeit	15–20 Minuten
Süßsaurer Geschmack, hilft bei Blutmangel, Kraftlosigkeit, Kältegefühl und Eisenmangel	15–20 Minuten
Je nach Sorte unterschiedliche Wirkung: Süßer Reis (Mochi) wirkt Qi-aufbauend, wärmt Milz und Magen; Vollkornreis oder Naturreis wirkt erfrischend, kühlt Leberhitze, bildet Blut und Säfte, stärkt die Verdauung, löst Verstopfung und beugt Wasseransammlungen vor; Basmatireis stärkt die Verdauungsorgane und wirkt entstauend; Wildreis (eigentlich eine Wildgräserart) stärkt Niere und Blase	20 Minuten, Wildreis 25–30 Minuten
Süß bis leicht bitterer Geschmack, stärkt Körper und Geist, vertreibt Feuchtigkeit, baut Qi und Blut auf und unterstützt die Leber	Ganzes Korn ca. 60 Minuten, als Flocken ca. 30 Minuten
Süßer Geschmack, erfrischend, baut das Yin auf, beruhigt den Geist, hilfreich bei Schlafstörungen, Nachtschweiß oder Hitzewallungen (Klimakterium)	Ganzes Korn ca. 60 Minuten, als Flocken ca. 30 Minuten

Jetzt geht's los: Getreidetag

Gewürzhirse mit Tomaten

80 g Hirse
ca. 250 ml Gemüsebrühe
100 g Lauch
2 EL Rapsöl
Pfeffer aus der Mühle
1 Prise Kümmel, gemahlen
1 Prise Koriander, gemahlen
1 Prise Kardamom, gemahlen
1 Prise Kurkumapulver
1 Prise Paprikapulver
1 Prise Salz
Saft einer Zitrone
4 Tomaten
1 Bund Petersilie

Hirse in einem Topf mit Gemüsebrühe kurz aufkochen und zugedeckt 15 Minuten ausquellen lassen. Lauch waschen, in dünne Ringe schneiden und kurz vor Ende der Kochzeit zur Hirse geben.

Hirse dann in eine Schüssel geben und mit 2 EL Rapsöl beträufeln. Darauf je eine Prise der Gewürze und Salz sowie etwas Zitronensaft verteilen und gut durchrühren.

Tomaten waschen und in kleine Würfel schneiden, Petersilie fein hacken. Tomaten und Petersilie zur Hirse geben und untermischen.

Küchentipp

Die Gewürze können Sie als fertige „Fünf-Gewürze-Mischung" in einem Vorratsglas vorbereiten. Dazu die gemahlenen Gewürze wie folgt mischen: 1 TL Kümmel, 1 TL Koriander, 1/2 TL Kardamom, 1/2 TL Kurkuma, 1/2 TL Paprika. Alles gut durchschütteln. Diese Mischung können Sie für sämtliche Getreidegerichte dann einfach und schnell verwenden. Sie wirkt ausleitend und entwässernd. Möglicherweise merken Sie schon nach der ersten Mahlzeit mit den Gewürzen, dass Sie verstärkt Wasser lassen.

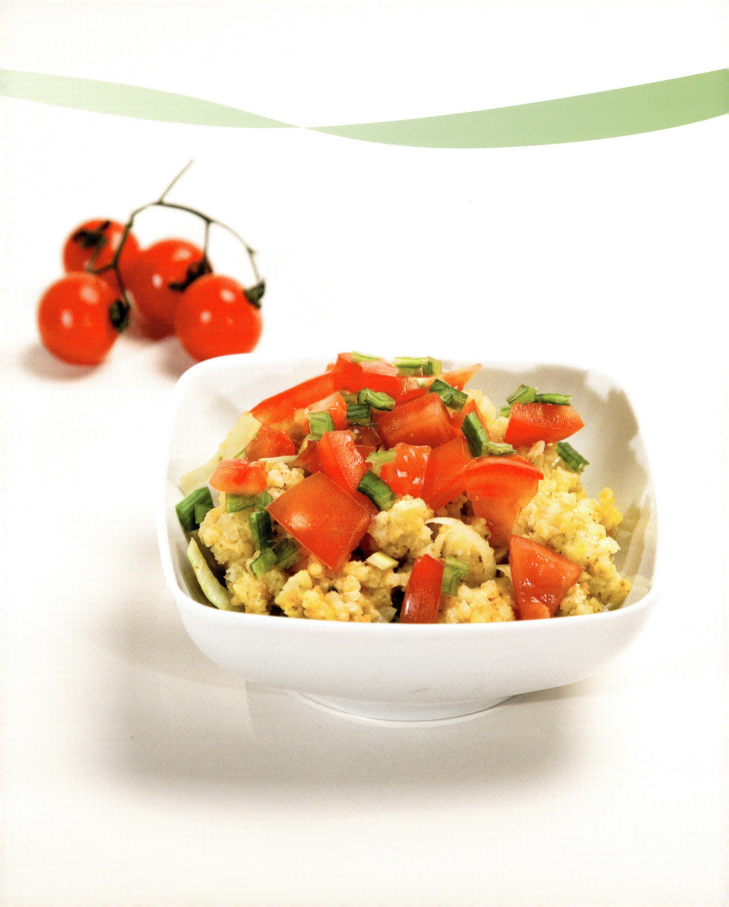

Maisrisotto

1 Zwiebel
2 EL Olivenöl
130 g Risottoreis
750 ml Gemüsebrühe
300 g Maiskörner
Pfeffer aus der Mühle
1 Prise Salz
1 Bund Basilikum

Zwiebel schälen und fein hacken. Öl in einem Topf erhitzen und Zwiebel darin glasig dünsten. Reis dazugeben und ebenfalls glasig dünsten.

Eine Tasse Brühe dazugießen und unter Umrühren einkochen lassen. Restliche Brühe nach und nach dazugeben und bei kleiner Hitze unter häufigem Rühren etwa 20 Minuten kochen.

Dann die Maiskörner zugeben, mit Pfeffer und Salz abschmecken und nochmals 5–10 Minuten dünsten.

Basilikum in Streifen schneiden und 2/3 davon unter den Reis rühren.

Maisrisotto anrichten und mit Basilikum bestreut servieren.

Quinoa-Pilz-Pfanne

1 Zwiebel
2 EL Olivenöl
400 g Austernpilze
(ersatzweise Champignons)
2 Tomaten
1 Prise Salz
Pfeffer aus der Mühle
Saft einer halben Zitrone
1 Bund Petersilie
200 g Quinoa, gekocht

Zwiebel schälen und fein hacken. In einer Pfanne Olivenöl erhitzen und die Zwiebel kurz andünsten.

Pilze putzen, mit den Händen in Streifen zerteilen, harte Stiele entfernen und kurz mitdünsten. Tomaten waschen, in Würfel schneiden und zu den Pilzen geben.

Mit Salz, Pfeffer und Zitronensaft abschmecken. Zuletzt die vorgekochte Quinoa unterrühren.

Petersilie waschen, fein hacken und damit bestreuen.

Haferreis mit Kürbis-Karotten-Gemüse

1 Tasse Haferreis
2 Tassen Gemüsebrühe
2 Karotten
200 g Hokkaido-Kürbis
Pfeffer aus der Mühle
1 Prise Salz
Saft einer halben Zitrone
1 Zweig Rosmarin

Haferreis waschen und dann mit Gemüsebrühe aufkochen. Zugedeckt etwa 10 Minuten kochen.

In der Zwischenzeit die Karotten putzen, den Kürbis waschen, vierteln und die Kerne entfernen. Gemüse dann in kleine Würfel schneiden und zum Haferreis geben.

Mit Pfeffer, Salz und Zitronensaft würzen. Rosmarinnadeln vom Zweig rebeln, fein hacken und zum Gemüse geben.

Weitere 10–15 Minuten dünsten, bis alles gut durch ist. Bei Bedarf nochmals abschmecken.

Küchentipp

Haferreis ist in Bioläden, Reformhäusern und ausgewählten Supermärkten erhältlich. Der Vorteil gegenüber Vollkornhafer ist, dass die Kochzeit nur 20–25 Minuten beträgt. Möglich ist das durch eine spezielle Schältechnik, die die grobe Getreidespelze entfernt, wodurch der Quellkörper besser Wasser aufnehmen kann.

Dinkelmus mit Karotten

1 Tasse Dinkelschrot
2 Tassen Wasser
2 Karotten
1/2 TL Bertrampulver
1/2 TL Ingwer, gerieben
1/2 Bund Petersilie

Den Dinkelschrot in das kalte Wasser einrühren und unter Umrühren 5 Minuten aufkochen.

Karotten putzen und in kleine Würfel schneiden.

Den Dinkelbrei mit Bertram, Karottenwürfeln und geriebenem Ingwer vermischen. Bei Bedarf noch etwas Wasser zugeben und weitere 5–10 Minuten quellen lassen.

Petersilie fein hacken und den Karottenbrei damit bestreuen.

Bertram

Hildegard von Bingen ist es zu verdanken, dass Bertram, das Universalgewürz des Mittelalters, wieder Einzug in unsere Küche gefunden hat. Bertram kann sowohl in den Speisen mitgekocht als auch nach dem Kochen zugegeben werden. Die Wirkung von Bertram ist vielseitig. Er regt die Verdauungssäfte an, wirkt schleimlösend, nervenstärkend, fördert den Speichelfluss und stärkt das Immunsystem. Bertram wirkt als sogenannter „Einschleuser", d. h., er ist in der Lage, Wertstoffe aus allen Lebensmitteln den Körperzellen optimal zur Verfügung zu stellen.

Kartoffeltag – nährend und entwässernd

Kartoffeltage sind sehr bekannt zur Entschlackung. Aufgrund der weichen Konsistenz und des leicht süßlichen, nährenden Geschmacks fällt ein Entschlackungstag mit Kartoffeln oft leichter als nur mit Gemüse. Kartoffeln bestehen zu 78 % aus Wasser, weshalb sie auch – entgegen aller Behauptungen, sie seien Dickmacher – mit 70 kcal auf 100 g sehr kalorienarm sind. Aber Kartoffeln haben noch andere Vorzüge: Sie wirken basisch und gleichen damit chronische Übersäuerung aus. Der Vitamin-C-Anteil von Kartoffeln ist ebenfalls sehr hoch, daher auch die Bezeichnung „Zitrone des Nordens". Unter den Mineralstoffen ist der hohe Kaliumgehalt hervorzuheben. Ihm ist die entwässernde Wirkung zu verdanken. Der Natriumgehalt hingegen ist sehr gering, weshalb Kartoffeln fixer Bestandteil jeder Schonkost sind.

Auch einige sekundäre Pflanzenstoffe sind in den Knollen zu finden. Sie bekämpfen Bakterien, Viren und Pilze, senken den Cholesterinspiegel, wirken gegen Entzündungen, beeinflussen den Blutzuckerspiegel und die Immunreaktionen positiv.

Eiweiß ist in Kartoffeln zwar in sehr geringer Menge enthalten, es hat aber eine für pflanzliche Lebensmittel außergewöhnlich hohe biologische Wertigkeit. D. h., Kartoffeln enthalten sehr viele essenzielle (für den Körper lebensnotwendige) Aminosäuren. In Kombination mit Topfen, Ei oder Hülsenfrüchten übertrifft das dann sogar die biologische Wertigkeit von Fleisch. D. h., die aufgenommenen Eiweißbausteine können zu 100 % oder mehr für den Eiweißaufbau im menschlichen Körper genutzt werden.

Kartoffeltag – ganz einfach

Die einfachste Variante zur Durchführung eines Kartoffeltags ist der Verzehr von maximal 1,5 kg Kartoffeln, aufgeteilt auf drei Mahlzeiten.

Hier ein paar Tipps für die Zubereitung:
- Kartoffeln mit Schale kochen, dann schälen und mit etwas Salz, Kräutern und Muskatnuss genießen.
- Geschälte Kartoffeln in wenig Salzwasser mit Kümmel kochen oder im Dampfgarer dünsten.
- Kartoffeln mit Schale kochen, dann schälen, in Scheiben schneiden und auf ein mit Backpapier belegtes Backblech legen. Mit Rosmarin und wenig Salz würzen und im Backofen bei 180 °C 25 Minuten backen.
- Kartoffeln mit Schale kochen, dann schälen und mit dem Kartoffelstampfer oder einer Gabel zu einem Püree zerdrücken, mit Salz, Muskat und Kräutern würzen.
- Kartoffeln schälen, in kleine Würfel schneiden und mit Gemüsebrühe zu einer Suppe kochen.
- Kartoffeln können aber auch gut mit Gemüse kombiniert werden. Nutzen Sie dazu die Rezepte auf den nächsten Seiten.

Kartoffeln richtig zubereiten

Sie können die Schale von Kartoffeln mit der rauen Seite eines Küchenschwamms grob unter fließendem Wasser abreiben. Die schonendste Zubereitung ist Dämpfen mit Schale, da so die Vitamine und Mineralstoffe am besten erhalten bleiben. Kartoffeln können giftiges Solanin enthalten, ein Inhaltsstoff, der sich bei den Kartoffeln in den grün gefärbten Stellen konzentriert. Diese sollten Sie großzügig wegschneiden.

Jetzt geht's los: Kartoffeltag

Kartoffelsalat mit grünem Spargel

4 gekochte Kartoffeln (mittelgroß)
400 g grüner Spargel
2 EL Sesamöl (geröstet)
3 EL Sojasoße
Saft einer Zitrone
1 Prise Kurkumapulver
Pfeffer aus der Mühle
1 Prise Salz
1 Bund Schnittlauch
2 Handvoll Vogerlsalat
2 EL Sesamsamen

Die Kartoffeln schälen und in Scheiben schneiden. Spargel waschen und die holzigen Enden abschneiden. Spargelstangen in etwa 3 cm lange Stücke schneiden.

Sesamöl in einer Pfanne erhitzen. Die Spargelstücke 4–5 Minuten anbraten.

Aus Sojasoße, Zitronensaft, Kurkuma, Pfeffer und Salz eine Marinade zubereiten.

Schnittlauch fein schneiden. Spargel und Kartoffeln in einer Schüssel vermischen, mit der Marinade und dem Schnittlauch verrühren. Zum Schluss den gewaschenen Vogerlsalat unterheben. Mit Sesam bestreut servieren.

Spargel

Im Gegensatz zu weißem Spargel, der völlig unter der Erde und ohne Sonnenlicht heranwächst, wächst der grüne Spargel oberirdisch und kann dadurch den grünen Farbstoff Chlorophyll ausbilden. Das führt zu einem kräftigeren Geschmack und höherem Nährstoffgehalt. Außerdem ist er praktisch für die Küche – er braucht nicht geschält zu werden. Bekannt ist Spargel auch für die entwässernde Wirkung. Der Wirkstoff Asparaginsäure sorgt dafür, dass Stoffwechselprodukte über die Nieren ausgeschieden werden, das hilft bei Blasen- und Nierenleiden, bei Rheuma, Diabetes und Lebererkrankungen.

Gefüllte Kartoffeln

4 Kartoffeln
1 Karotte
100 g Lauch
2 EL Olivenöl
Pfeffer aus der Mühle
1 Prise Salz
Saft einer halben Zitrone
1 Bund Schnittlauch

Die Kartoffeln waschen und in Wasser 20–25 Minuten weich kochen.

Inzwischen die Karotte putzen und grob raspeln. Den Lauch waschen und in feine Ringe schneiden. Olivenöl in einer Pfanne erhitzen und die Karottenraspeln mit dem Lauch kurz dünsten. Mit Pfeffer, Salz und Zitronensaft abschmecken.

Die gekochten Kartoffeln schälen, halbieren und in der Mitte aushöhlen. Die Kartoffelmasse zum Gemüse mischen. Schnittlauch in Röllchen schneiden und ebenfalls unterrühren.

Die ausgehöhlten Kartoffeln mit der Gemüsemischung füllen und servieren.

Küchentipp
Dazu passt eine große Schüssel Salat.

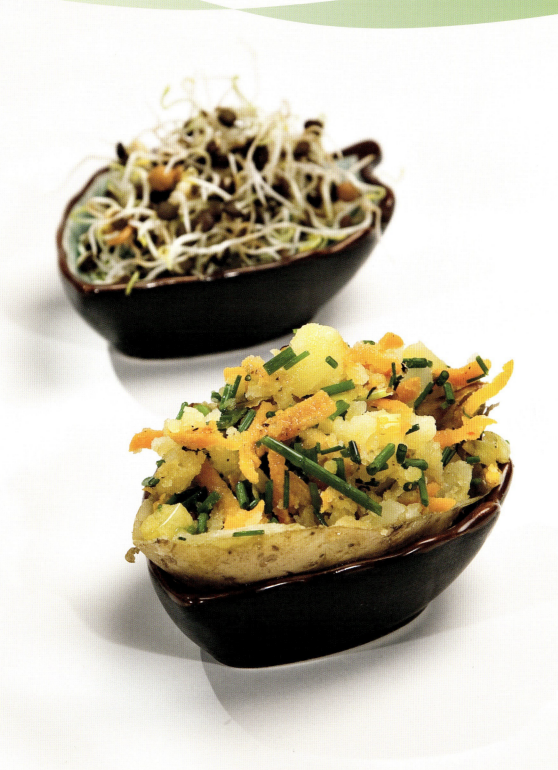

Kartoffel-Endivien-Salat mit Weintrauben und Nüssen

250 g Kartoffeln
1 EL Rapsöl
Pfeffer aus der Mühle
1 Prise Salz
2 EL weißer Balsamico-Essig
100 g Endiviensalat
1 Handvoll Weintrauben
2 EL Walnüsse

Die Kartoffeln waschen, in Wasser 20–25 Minuten weich kochen, schälen und in Scheiben schneiden.

Die Kartoffelscheiben in einer Schüssel mit Öl vermischen und mit Pfeffer, Salz und Essig würzen.

Endiviensalat putzen, waschen, in feine Streifen schneiden und unter den Kartoffelsalat mischen.

Weintrauben waschen und gemeinsam mit den Nüssen über den Salat streuen.

Rosmarinkartoffeln mit Kürbis

500 g Kartoffeln (festkochend)
1 Kürbis (Hokkaido oder Butternuss)
3 Zweige Rosmarin
Pfeffer aus der Mühle
1 Prise Salz
2 EL Olivenöl

Backofen auf 180 °C vorheizen. Backblech mit Backpapier auslegen.

Kürbis waschen, vierteln, die Kerne entfernen und in grobe Stücke schneiden. Kartoffeln waschen und vierteln. Das Gemüse auf das Backblech legen.

Rosmarin von den Zweigen abrebeln und fein hacken. Das Gemüse mit Rosmarin, Pfeffer, Salz und Olivenöl würzen.

Mit den Händen alles gut vermischen und das Gemüse 35 Minuten garen.

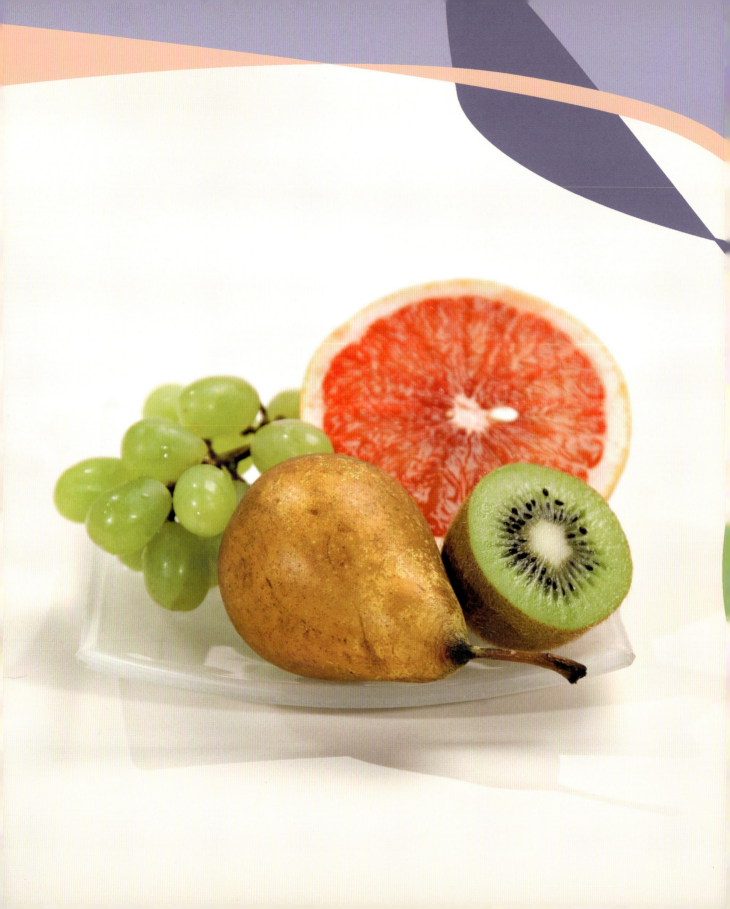

Frühstück und Obst

Reissuppe mit Zucchini

700 ml Gemüsebrühe
100 g Langkornreis
ein paar Zweige frischer
(Zitronen-)Thymian
250 g Zucchini
Saft einer halben Zitrone
Schale einer Zitrone,
unbehandelt
Pfeffer aus der Mühle
1 Prise Salz
2 Umeboshi-Pflaumen

In einem mittelgroßen Topf die Brühe mit Reis und Thymianzweigen – 2 Zweige zum Garnieren auf die Seite legen – erhitzen. Den Reis etwa 15 Minuten weich kochen.

Zucchini waschen und in Würfel schneiden. Zitrone waschen, die Schale fein abreiben und den Saft einer halben Zitrone auspressen.

Die Zucchiniwürfel in die Reissuppe geben und 3–5 Minuten weich kochen. Mit Salz, Zitronensaft und Zitronenschale abschmecken und die Suppe mit Thymian garniert servieren.

Zu der Suppe je eine Umeboshi-Pflaume reichen.

Küchentipp
Die Suppe kann auch mit anderen Gemüsesorten zubereitet werden, z. B. mit Maiskörnern, klein geschnittenem Rettich, Kürbiswürfeln, Karfiol oder Brokkoli. Auch bei den Kräutern sind der Fantasie keine Grenzen gesetzt: frische Petersilie, Dille, Basilikum, Schnittlauch oder Koriander geben Aroma und Geschmack.

Pikante Polenta

75 g Polenta (Maisgrieß)
1 TL Majoran
1 Prise Salz
1 EL Olivenöl
100 g Champignons oder Karotten
1/2 Stange Lauch
Pfeffer aus der Mühle
250–300 ml Wasser
2 Tomaten

Wasser in einem Topf erhitzen und die Polenta einrühren. Mit Majoran und Salz würzen, aufkochen und zugedeckt bei mittlerer Hitze 8–10 Minuten zu einem Brei einkochen. Hin und wieder umrühren, bei Bedarf etwas Wasser nachgießen. Dann die Polenta vom Herd nehmen und zugedeckt ausquellen lassen.

In der Zwischenzeit die Tomaten in Würfel schneiden. Champignons oder Karotten und Lauch putzen und klein schneiden. Öl in einer Pfanne erhitzen, Gemüse darin kurz weich dünsten, mit Pfeffer und Salz abschmecken. Die Tomatenstücke zugeben.

Polenta mit dem Gemüse in einer Schüssel oder auf einem Teller anrichten.

Maisgrieß

Maisgrieß oder Polenta ist sehr bekömmlich. Nach der TCM wird Mais mit seinem süßen Geschmack dem Organkreis Magen und Milz zugeordnet. Er reguliert die Mitte, öffnet und harmonisiert den Magen und wirkt entwässernd.

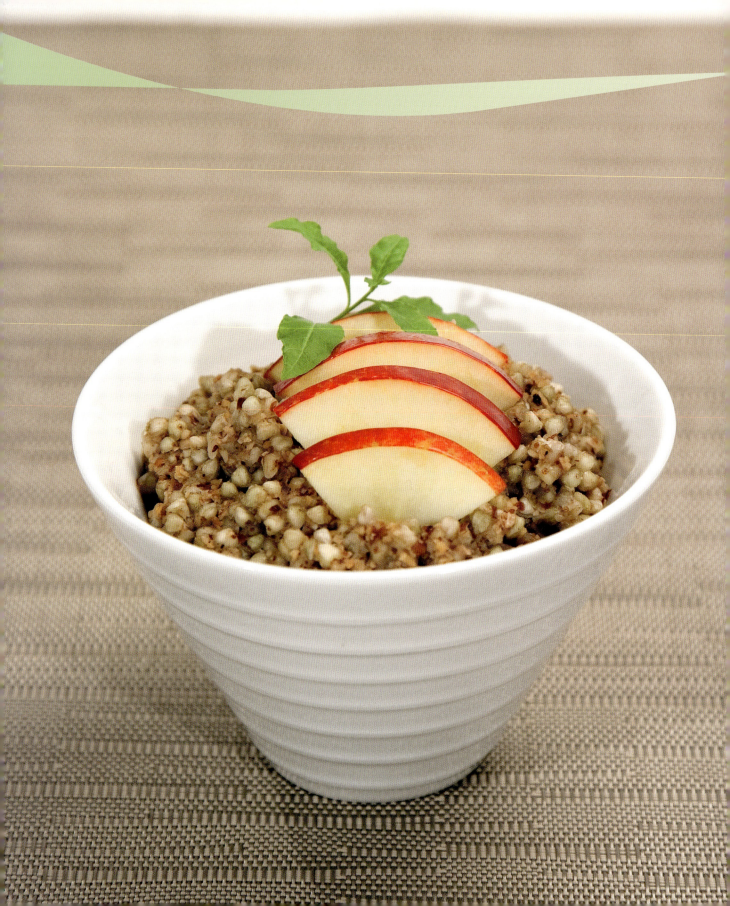

Buchweizen mit Apfel und Haselnüssen

1 Tasse Buchweizen
2 Tassen heißes Wasser
60 g Haselnüsse, gerieben
1 Prise Zimtpulver
1/2 TL Ingwer, gerieben
1 Prise Salz
Saft einer halben Zitrone
2 Äpfel

Buchweizen mit heißem Wasser waschen und dann in einem Topf kurz anrösten. Mit heißem Wasser aufgießen, aufkochen lassen und mit geriebenen Haselnüssen, Zimt, Ingwer, Salz und Zitronensaft abschmecken. Zugedeckt auf kleiner Flamme 12–15 Minuten ausquellen lassen.

In der Zwischenzeit die Äpfel waschen, schälen, Kerngehäuse entfernen und in kleine Stücke schneiden. Die Apfelstücke gegen Ende der Kochzeit kurz mitdünsten.

Äpfel

Heute kennen wir bei Äpfeln meist nur noch die „Supermarktsorten". Essen Sie hin und wieder gezielt „alte" Apfelsorten, die es vorwiegend auf Bauernmärkten und in Bioläden gibt. Es lohnt sich in jeder Hinsicht, diese wiederzuentdecken. Sie schmecken meist interessanter als die gezüchteten Sorten und haben besonders viele wertvolle Inhaltsstoffe. Schon Hildegard von Bingen empfahl täglich einen Apfel, entweder als Kompott, Mus, getrocknet oder auch roh. Vor allem im Winter sind Äpfel durch die gute Lagerfähigkeit eine willkommene Frischkost. Rotbackige Äpfel sind bekannt für ihren Gehalt an Anthozyanen, das sind Farbpigmente in roten (und blauen) Früchten, die als Radikalfänger im Körper wirken. Sie bieten Schutz vor Herzinfarkt und Krebs. Die Sorten Braeburn oder Boskop haben den höchsten Vitamin-C-Gehalt, das stärkt Ihr Immunsystem und verhindert ebenso schädliche Oxidationsprozesse im Körper.

Süßreis mit Birne und Mandeln

500 ml (Soja- oder Reis-)Milch
100 g Rundkornreis oder Milchreis/Mochi-Reis
2 Birnen
60 g Mandeln
1 TL Ingwer, gerieben
1 Prise Salz
Saft einer halben Zitrone
Schale einer Zitrone, unbehandelt

Milch und Reis in einem Topf erhitzen, aufkochen lassen und zugedeckt 15 Minuten ausquellen lassen.

Birnen waschen, Kerngehäuse entfernen und in kleine Stücke schneiden. Mandeln grob hacken. Zitrone waschen, die Schale fein abreiben und den Saft einer halben Zitrone auspressen. Den Milchreis mit geriebenem Ingwer, Salz, Zitronensaft und Zitronenschale würzen und zum Schluss die Birnen- und Mandelstücke zugeben. Alles gut durchrühren, ein paar Minuten durchziehen lassen und servieren.

Reis

Reis stellt für die Hälfte der Weltbevölkerung das Grundnahrungsmittel dar. Mit seinem hohen Anteil an Kohlenhydraten (bei Naturreis ca. 75 %) liefert er vor allem viel Energie. Weiterhin enthält Reis zu etwa 7 % Eiweiß, viele Ballaststoffe, kaum Fett, dafür aber jede Menge Vitamine und Mineralstoffe, vor allem B-Vitamine wie B_1 und B_6. Vitamin B_1 stärkt die Nerven und ist wichtig für den Stoffwechsel im Körper. Vitamin B_6 dagegen macht eine schöne Haut und ist an der Blutbildung beteiligt. Ebenfalls im Reis enthalten sind Biotin, Kalium und Zink. Biotin sorgt für gesunde Haare und Nägel, Kalium für einen gesunden Blutdruck, und Zink ist besonders in der kalten Jahreszeit wichtig, denn es stärkt das Immunsystem. Die Amerikaner haben schon recht, wenn sie in ihrer saloppen Art sagen: „A rice day is a nice day."

Frühstück und Obst

Bananen-Sesam-Porridge

400 ml (Soja- oder Reis-)Milch
100 g Haferflocken, Kleinblatt
1 Prise Salz
Saft einer halben Zitrone
1 Prise Kakaopulver
2 TL Tahin (Sesammus)
1 Banane
1 Prise Zimt

Milch in einem kleinen Topf aufkochen. Haferflocken einrühren, mit Salz, Zitronensaft und Kakaopulver abschmecken.

Das Porridge bei mittlerer Hitze unter Rühren weiterkochen, bis es eine dickflüssige Konsistenz aufweist. Mit Sesammus abschmecken.

Porridge in zwei Schüsseln anrichten. Die Banane in dünne Scheiben schneiden und auf dem Porridge verteilen.

Mit etwas Zimt bestreuen und servieren.

Tahin
Tahin ist ein Mus aus gemahlenen, gerösteten oder ungerösteten Sesamkernen mit leicht bitter-nussigem Geschmack. Tahin ist – so wie Sesam – ein guter Lieferant für Kalzium!

Frühstück und Obst

Obstsalat mit Nussgranola

20 g Walnüsse
20 g Mandeln
30 g Haferflocken
2 EL Sesamsamen
etwas Zimtpulver
1 Prise Kardamompulver
1 TL Ingwer, gerieben
1/2 TL Kakaopulver
1 TL Honig
1 Apfel
1 Handvoll Weintrauben
100 g Himbeeren

Walnüsse und Mandeln grob hacken. Eine Pfanne erhitzen und die Walnüsse, Mandeln mit den Haferflocken 4–5 Minuten bei mittlerer Hitze rösten, bis sie Farbe annehmen.

Dann Sesam, Zimt, Kardamom, geriebenen Ingwer, Salz, Kakaopulver und Honig zugeben und nochmals unter ständigem Rühren 2–3 Minuten rösten. Die Mischung auf ein mit Backpapier ausgelegtes Backblech verteilen und auskühlen lassen.

Apfel waschen, schälen, Kerngehäuse entfernen und in kleine Stücke schneiden. Weintrauben und Himbeeren waschen, abtropfen lassen und mit den Apfelstücken auf 2 Schüsseln aufteilen. Mit Nussgranola bestreuen.

Küchentipp
Beim Obst können Sie je nach Vorliebe und Saison austauschen, z. B. Banane, Heidelbeeren, Birne, Mango, Ananas, Erdbeeren. Granola schmeckt auch gut mit Kompott! Die knusprige Mischung hilft gestressten Menschen besonders gut. Durch das ausgiebige Kauen können Druck und Spannung abgebaut werden. Und bitte ordentlich kauen – nehmen Sie sich vor, jeden Bissen mindestens 25-mal zu kauen.

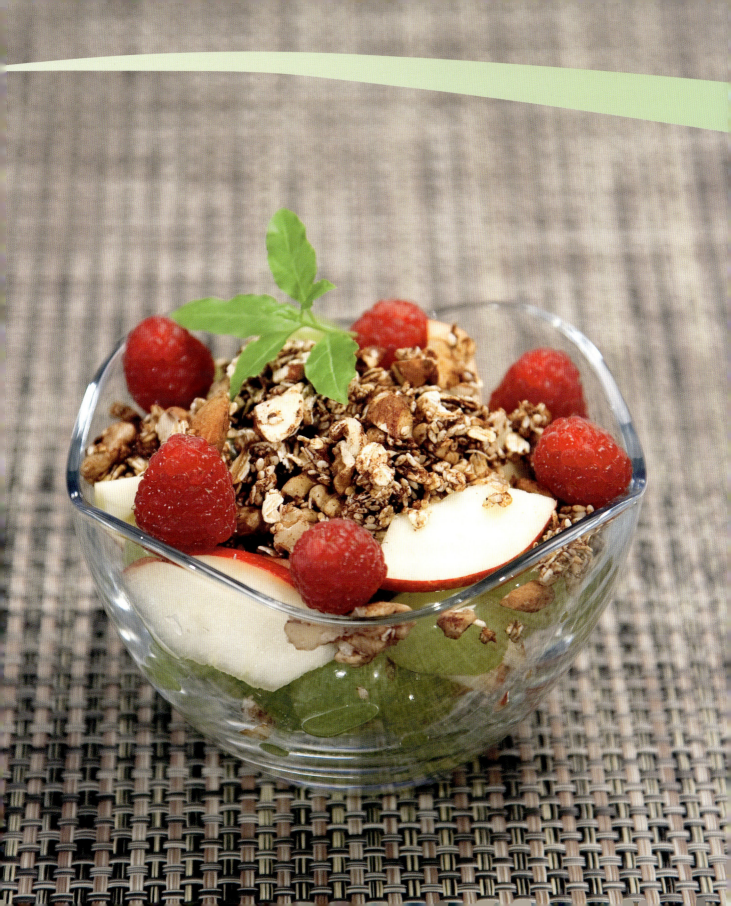

Gerstenflockenporridge mit Erdbeeren

400 ml (Soja- oder Reis-)Milch
70 g Gerstenflocken
1 Prise Kardamompulver
1 Prise Salz
250 g Erdbeeren (oder saisonales Obst)
1 Prise Kakaopulver

(Soja- oder Reis-)Milch in einem Topf erhitzen und darin die Gerstenflocken mit Kardamom und Salz aufkochen. Umrühren und für einige Minuten auf kleiner Flamme kochen lassen, bei Bedarf noch etwas Flüssigkeit zugießen. Das Porridge zugedeckt etwa 10 Minuten quellen lassen.

Erdbeeren waschen, putzen und in mundgerechte Stücke schneiden.

Porridge auf 2 Schüsseln verteilen, Erdbeeren darauf anrichten und mit etwas Kakaopulver bestreut servieren.

Gerste

Gerste ist eigentlich viel zu schade, um nur als Viehfutter oder für die Brauerei angebaut zu werden. Nach der TCM ist Gerste kühl, süß und salzig. Damit einher geht eine Wirkung auf die Funktionskreise Niere/Blase und Milz/Magen. Gerste kühlt „Hitze" und ist damit im Sommer ein hervorragendes Frühstücksgetreide. Außerdem leitet sie „Feuchtigkeit" aus und wirkt harntreibend. Sie harmonisiert den Magen, beseitigt Verdauungsblockaden, entgiftet und sorgt für eine Ausscheidung über den Urin. Westlich schreibt man der Gerste eine Senkung des Cholesterinspiegels, Förderung der Verdauung und Minderung des Krebsrisikos zu. Verwendet wird die Gerste gern als Suppeneinlage oder als Beilage (anstelle von Reis).

Obst als Kompott – besonders bekömmlich

Zwetschkenkompott:
300 g Zwetschken
50 ml roter Traubensaft
1 Zimtstange

Die Zwetschken waschen, halbieren und entkernen. In einem Topf den Traubensaft mit den Zwetschkenhälften und der Zimtstange aufkochen. 5–10 Minuten zu einem Kompott einkochen, Zimtstange entfernen und heiß oder ausgekühlt servieren.

Himbeerkompott:
250 g Himbeeren
1 EL Vanillezucker
1 Prise Kardamompulver
3 EL Wasser
1 Zweig Zitronenmelisse

Die Himbeeren in einem Topf mit Vanillezucker, Kardamom und Wasser 3–4 Minuten kochen. Etwas auskühlen lassen. Melissenblätter fein schneiden und das Kompott mit Melisse garniert servieren.

Zwetschken und Himbeeren

Nach der TCM unterstützen Zwetschken oder Pflaumen die Leber, regulieren die Darmtätigkeit, wirken entwässernd und senken das Cholesterin. Außerdem schützen sie vor Krebs und gelten als Mittel für die Schönheit.

Himbeeren sind Vitaminbomben. Vor allem als Kompott sind sie sehr erfrischend und bekömmlich. Nach der TCM tonisieren Himbeeren das Blut, d. h., sie helfen bei Blutmangel, Anämie und auch bei Sehschwäche. Das Kompott hilft auch bei Verstopfung und regt den Stoffwechsel an. Der leicht säuerliche Geschmack wirkt adstringierend (zusammenziehend), was vor allem den Säfteaufbau unterstützt. Himbeeren werden therapeutisch eingesetzt, um Hitze und Gifte auszuleiten.

Frühstück und Obst

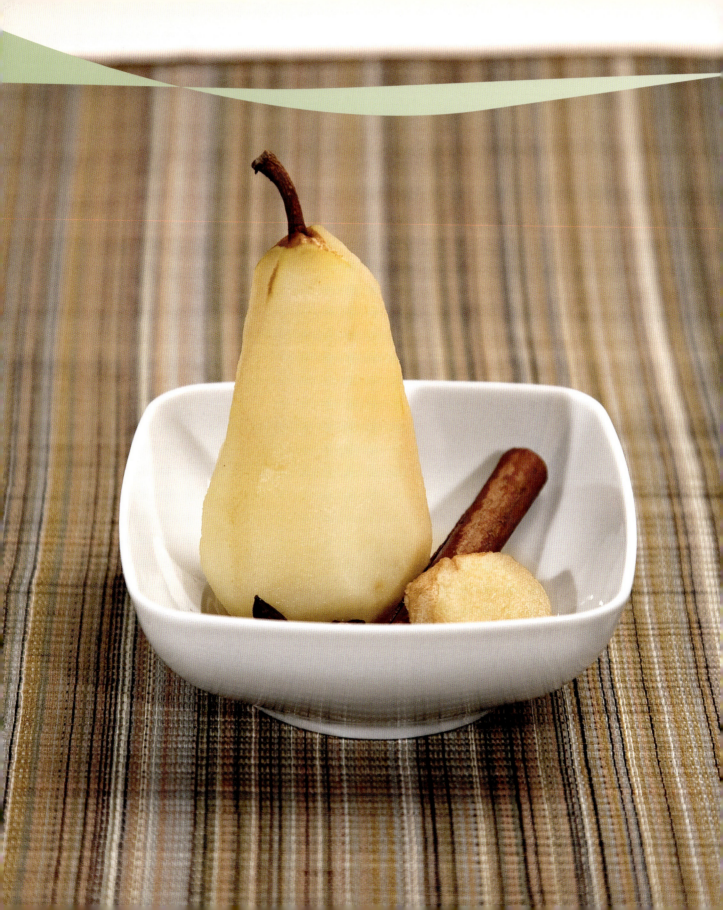

Gewürzbirne

125 ml Traubensaft
100 ml Wasser
1 Zimtstange
1 EL Honig
4 Nelken
1 Sternanis
4 Kardamomkapseln
1 Scheibe Ingwer
2 kleine Birnen
1 TL Zitronensaft

Traubensaft mit Wasser, Zimt, Honig, Nelken, Sternanis, Kardamom und Ingwer in einem kleinen Topf erhitzen und 10 Minuten zugedeckt ziehen lassen.

In der Zwischenzeit Birnen schälen und sofort mit etwas Zitronensaft beträufeln, damit sie sich nicht dunkel verfärben. Die Birnen mit dem Stängel nach oben in den Sud stellen und zugedeckt 10–15 Minuten sieden, bis sie weich sind. Birnen herausnehmen und je eine in ein Schälchen geben. Den Sud bei starker Hitze einige Minuten kochen, bis er etwa auf die Hälfte reduziert ist.

Sud über die Birnen gießen und im Kühlschrank am besten über Nacht gut durchziehen lassen.

Birnen

Birnen sind in unseren Breiten ein beliebtes Genuss- und Nahrungsmittel. Die Volksheilkunde empfiehlt Birnen vor allem gekocht oder gedünstet – das deckt sich gut mit den Empfehlungen der TCM, die Birnen thermisch als erfrischend einstuft. Durch die Zugabe von wärmendem Zimt oder Nelken wird das ausgeglichen.
Nach der TCM wirken Birnen schleimlösend, fördern die Verdauung, bilden Körpersäfte und unterstützen beim Entwässern.

Frühstück und Obst

Rote Grütze – Grüne Grütze

Rote Grütze:
75 g Erdbeeren
75 g rote Ribiseln
50 g schwarze Ribiseln
50 g Himbeeren
75 g süße Kirschen
125 ml Wasser
etwas geriebene Orangen- oder Zitronenschale
1 EL Honig
1 Prise Kardamompulver
1 EL Speisestärke oder Pfeilwurzelmehl

Erdbeeren waschen und Stiele entfernen. Ribiseln von den Stielen zupfen, Kirschen entkernen. Wasser in einem Topf mit dem Obst, geriebener Orangen- oder Zitronenschale, Honig und Kardamom aufkochen und ein paar Minuten bei mittlerer Hitze zu einem Kompott einkochen. Speisestärke in etwas kaltem Wasser anrühren, zum Kompott geben und nochmals aufkochen, bis es sämig wird. Die Rote Grütze dann auskühlen lassen und gekühlt servieren.

Grüne Grütze:
200 g Stachelbeeren
2 Kiwis
100 ml Wasser
1 EL Honig
1 Prise Kardamompulver
etwas geriebener Ingwer
1 EL Speisestärke oder Pfeilwurzelmehl

Stachelbeeren putzen, Stiele und Kelchblätter entfernen. Kiwis schälen und vierteln. Wasser in einem Topf mit dem Obst, Kakaopulver, Honig, Kardamom und Ingwer aufkochen und ein paar Minuten bei mittlerer Hitze zu einem Kompott einkochen. Speisestärke in etwas kaltem Wasser anrühren, zum Kompott geben und nochmals aufkochen, bis es sämig wird. Die Grüne Grütze dann auskühlen lassen und gekühlt servieren.

Küchentipp

Bei Roter oder Grüner Grütze ist erlaubt, was gefällt. Am besten nutzt man, was gerade im Garten Saison hat, dabei wird auch vor nicht roten Beeren kein Halt gemacht. Aus Pfirsichen, gelben Stachelbeeren, Ananas, Bananen oder anderen gelben Früchten können Sie beispielsweise Gelbe Grütze herstellen.

Hirse mit Birnen und Weintrauben

2 Tassen Wasser
1 Tasse Hirse
1 Birne
150 g (dunkle) Weintrauben
1 TL Ingwer, gerieben
Saft einer halben Zitrone
etwas Zitronenschale, gerieben

Wasser in einem Topf mit der Hirse aufkochen und zugedeckt bei mittlerer Hitze für etwa 15 Minuten weich kochen.

In der Zwischenzeit die Birne schälen und in mundgerechte Stücke schneiden. Weintrauben waschen und halbieren.

Obst zur gekochten Hirse geben und mit geriebenem Ingwer, Zitronensaft und -schale abschmecken. Alles gut durchrühren und nochmals 5–10 Minuten quellen lassen.

Küchentipp
Mit Nüssen, geriebenen Erdmandeln oder Mandelmus verfeinern.

Frühstück und Obst

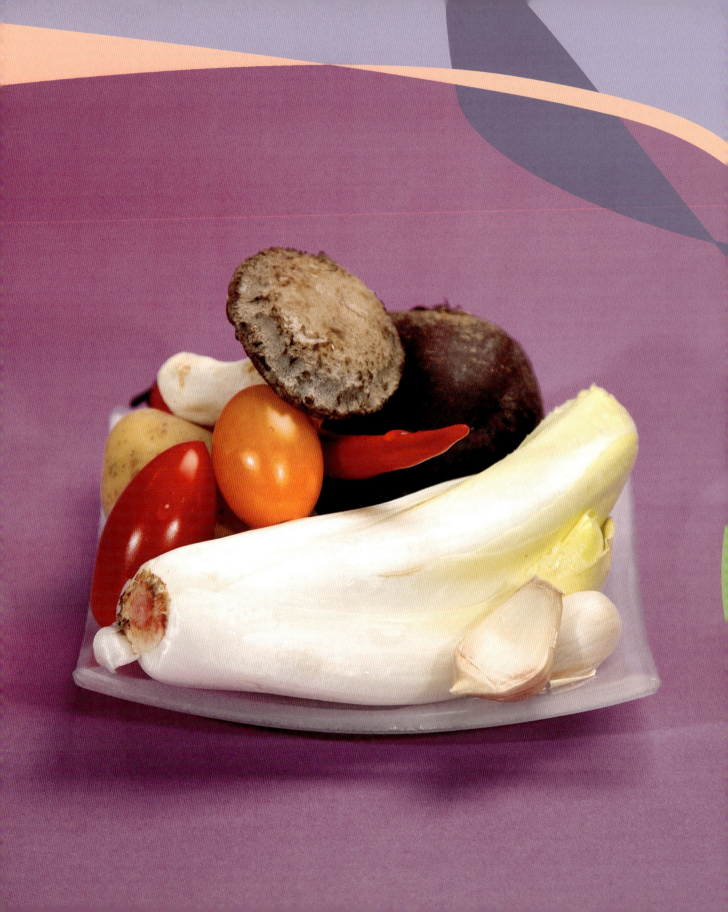

Mittag oder Abend

Linsen-Gemüsesuppe

2 kleine Karotten
1/2 Sellerieknolle
1 EL Rapsöl
1/2 Stange Lauch
1 Lorbeerblatt
1/2 TL Thymian, getrocknet
500 ml Gemüsebrühe
100 g braune Linsen
Pfeffer aus der Mühle
1 Prise Salz
1/2 Bund Petersilie
1/2 TL Paprikapulver

Karotten waschen, putzen und in kleine Würfel schneiden. Sellerie schälen und ebenfalls in kleine Würfel schneiden. Rapsöl in einem Topf erhitzen und die Gemüsewürfel darin anschwitzen.

Lauch waschen, in dünne Ringe schneiden und zum Gemüse geben. Mit Lorbeer und Thymian würzen und mit Gemüsebrühe aufgießen. Die Linsen zugeben und die Suppe zugedeckt 25–30 Minuten köcheln lassen, bis die Linsen weich sind.

Petersilie waschen, trocken schütteln und fein hacken. Die Suppe mit Pfeffer und Salz abschmecken und zum Abschluss mit Petersilie und Paprikapulver würzen.

Küchentipp
Wer die Suppe lieber cremig mag, kann diese pürieren.

Rote-Rüben-Suppe

2 mittelgroße Rote Rüben
1/2 Sellerieknolle
1 Zwiebel
1 EL Olivenöl
600 ml Gemüsebrühe
1 Apfel
Pfeffer aus der Mühle
1 Prise Salz
1 Becher Kresse

Rote Rüben und Sellerie schälen und in Würfel schneiden. Zwiebel fein hacken. Öl in einem Topf erhitzen und die Zwiebel darin goldgelb anbraten. Rote Rüben und Sellerie zugeben, kurz anbraten und mit Gemüsebrühe aufgießen.

Apfel waschen, entkernen, ebenfalls würfeln und in die Suppe geben.

Mit Pfeffer und Salz abschmecken und 25–30 Minuten kochen. Die Suppe pürieren und bei Bedarf nochmals abschmecken. In tiefen Tellern mit Kresse bestreut servieren.

Rote Rüben

Rote Rüben galten einst als Naturheilmittel und gehören zu den wichtigsten heimischen Gemüsepflanzen. In der Volksmedizin gelten Rote Rüben als wirksam gegen Krebserkrankungen. Forscher vermuten, dass der Inhaltsstoff Betazyanin, der für die rote Farbe verantwortlich ist, Zellveränderungen hemmen könnte. Rote Rüben sind vor allem eine gute Quelle für Folsäure. Dieses Vitamin schützt vor Herzleiden und stärkt die Immunkraft. Auch der Eisengehalt ist erwähnenswert. Für Vegetarier ist das Gemüse eine gute Unterstützung für die Eisenspeicherung und Blutbildung. Übrigens am „Morgen danach" auf der Toilette bitte keine Panik: Rote Rüben färben sehr stark – auch Darminhalt und Urin!

Karfiolsuppe mit Polenta

600 ml Wasser
1 EL Fenchelsamen oder
2 Teebeutel Fencheltee
1 kleiner Karfiol (ca. 350 g)
3 EL Polenta (Maisgrieß)
Pfeffer aus der Mühle
1/2 TL Ingwer, gerieben
1 Prise Salz
50 ml Kokosmilch

Wasser in einem Topf erhitzen. Fenchelsamen in ein Teesieb geben oder die Teebeutel ins Wasser geben, aufkochen und 5 Minuten zu einem Fencheltee ziehen lassen. Teebeutel dann herausnehmen.

Karfiol vom Strunk trennen, waschen und in kleine Stücke schneiden. Karfiolstücke und Polenta in den Tee geben. Mit Pfeffer, geriebenem Ingwer und Salz abschmecken. Die Suppe 10–15 Minuten kochen, bis der Karfiol weich ist. Hin und wieder umrühren, damit die Polenta nicht am Topfboden klebt. Zum Schluss die Kokosmilch zugeben und die Suppe im Standmixer oder mit dem Stabmixer pürieren.

Polenta

Mais – der Rohstoff für Polenta – wird heutzutage vorwiegend als Futtermittel verwendet. In Ländern wie Mittel- oder Südamerika gehört Mais aber zu den Grundnahrungsmitteln. Mais ist glutenfrei, sehr bekömmlich und wird als Maisgrieß (Polenta) süß oder salzig verarbeitet. Nach der TCM hat Mais einen süßen Geschmack, der die Verdauungsorgane, Herz und Niere stärkt. Therapeutisch wird er bei Bluthochdruck, Blasenentzündungen oder Blutzuckerschwankungen eingesetzt.
Diese Suppe wirkt durch die Kombination mit Karfiol und wärmenden Gewürzen wie Fenchel und Ingwer stärkend für das Verdauungssystem.

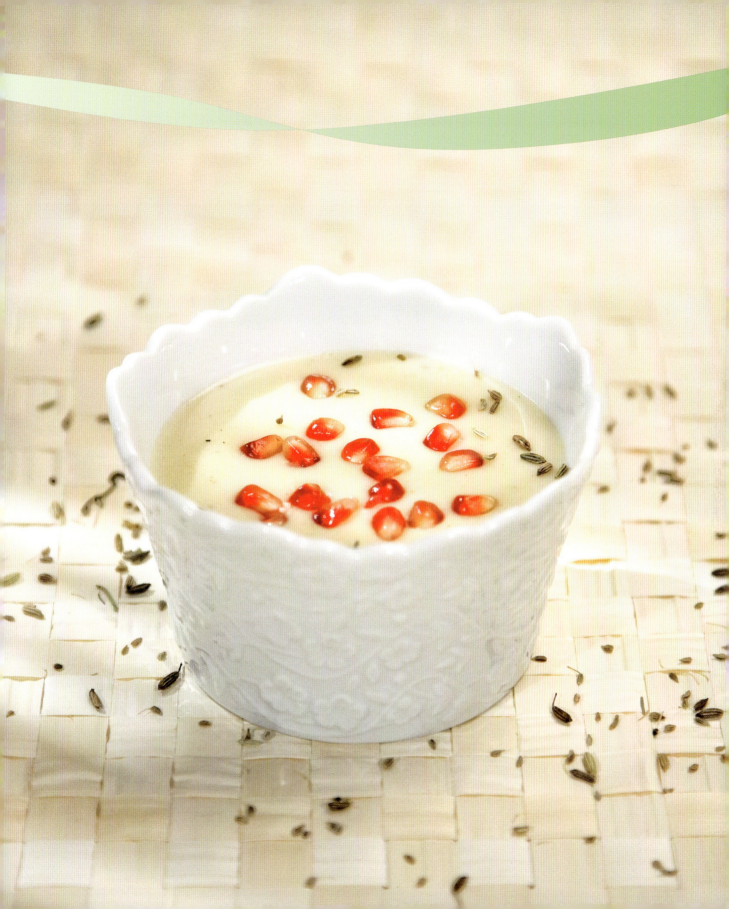

Bunte Gemüsepfanne mit Hirse

1 Tasse Hirse
2 Tassen Wasser
4 Stangen Sellerie
2 Karotten
1 (Feld-)Gurke
1 Handvoll Karfiolröschen
2 Handvoll Blattspinat
1 (Frühlings-)Zwiebel
2 EL Olivenöl
Pfeffer aus der Mühle
1 Prise Salz
etwas Gemüsebrühe
1 Prise Kurkumapulver
1 EL Basilikum, getrocknet
1 Bund Petersilie

Hirse waschen und mit der doppelten Menge Wasser in einem Topf aufkochen. Zugedeckt auf kleiner Flamme 15–20 Minuten weich kochen.

In der Zwischenzeit das Gemüse putzen und in Scheiben schneiden. Blattspinat waschen und grobe Stiele entfernen. Zwiebel in dünne Scheiben schneiden.

Olivenöl in einer großen Pfanne oder einem Topf erhitzen. Zwiebel kurz anrösten und dann Stangensellerie, Karfiol und Karotten zugeben, kurz dünsten. Danach die Gurkenscheiben und den Blattspinat unterheben, mit Pfeffer und Salz abschmecken. Bei Bedarf etwas Gemüsebrühe zugießen, mit Kurkuma und Basilikum würzen und unter Umrühren 5–10 Minuten durchrösten. Die Petersilie waschen, fein hacken und zum Schluss unterheben. Gemüse mit Hirse servieren.

Hirse

Hirse ist ein Sammelbegriff für mehrere 100 verschiedene Arten von Rispengräsern. Sie gilt als die älteste kultivierte Getreideart und gehörte im Mittelalter zu den Grundnahrungsmitteln. Heute erlebt Hirse vor allem in der Naturküche eine Renaissance und wird vorwiegend biologisch angebaut. Hirse weist unter den Getreidesorten den höchsten Eisengehalt (9 mg pro 100 g Trockenware) auf. Durch ihren hohen Anteil an Mineralstoffen und Spurenelementen hat sie eine regenerierende Wirkung auf den ganzen Körper und die Psyche. Besonders zeichnet sich Hirse durch ihren hohen Gehalt an Kieselsäure und Fluor aus. Sie enthält etwa dreimal so viel Kieselsäure wie Vollweizen und hat teilweise viermal höhere Fluorwerte als andere Getreidesorten. In der TCM stärkt Hirse Qi und Milz, sie fördert die Harnausscheidung und entgiftet.

Kartoffel-Gemüse-Gulasch mit Räuchertofu

200 g Kartoffeln
1 Zucchini
1/2 Stange Lauch
2 Tomaten
200 g Räuchertofu
1 EL Olivenöl
1/2 TL Ingwer, gerieben
200–250 ml Gemüsebrühe
1 EL Paprikapulver
Pfeffer aus der Mühle
1 Prise Salz
1 EL Apfelessig

Kartoffeln waschen, schälen und vierteln. Zucchini waschen, der Länge nach halbieren und in mundgerechte Stücke schneiden. Lauch waschen und in dünne Ringe schneiden. Tomaten und Räuchertofu in Würfel schneiden.

Olivenöl in einem Topf erhitzen, Lauch anbraten. Kartoffeln und geriebenen Ingwer zugeben und mit Gemüsebrühe aufgießen. Tomatenwürfel zugeben und mit Paprikapulver würzen. Zugedeckt 10 Minuten kochen.

Dann die Zucchinistücke unterrühren, mit Pfeffer, Salz und Essig würzen. Zum Schluss die Tofuwürfel unterrühren und weitere 5 Minuten kochen. Bei Bedarf nochmals abschmecken.

Mittag oder Abend

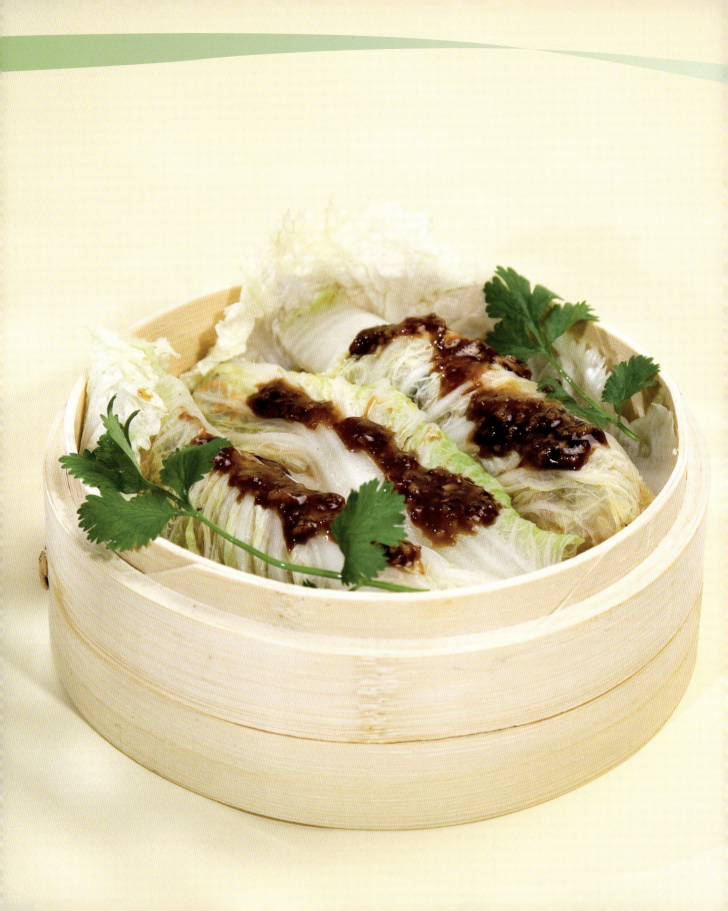

Chinakohl-Reis-Rouladen

200 g gekochter Naturreis
1 kleine Zwiebel
2 Karotten
200 g Champignons
1 EL Rapsöl
Pfeffer aus der Mühle
1/2 TL Korianderpulver
1 Prise Salz
200 g Sojasprossen
1/2 Chilischote, fein gehackt
8 Chinakohlblätter
1 Knoblauchzehe
6 EL Sojasoße
1 TL Umeboshi-Mus

Zwiebel schälen und fein hacken. Karotten waschen, putzen und in sehr dünne Streifen schneiden. Champignons putzen und in dünne Scheiben schneiden.

Rapsöl in einer Pfanne erhitzen. Zwiebel anbraten und dann die Karotten und Champignons zugeben. Mit Pfeffer, Koriander und Salz abschmecken. Zum Schluss die Sojasprossen und die gehackte Chilischote zugeben. Alles gut durchmischen und kurz dünsten. Den gekochten Naturreis zugeben und alles nochmals abschmecken.

Chinakohlblätter waschen und in kochendem Wasser kurz blanchieren. Die Blätter nacheinander mit etwas Gemüse-Reis-Mischung füllen und zu kleinen Rouladen einrollen. Die Rouladen entweder im Gemüseeinsatz, Bambuskorb oder Dampfgarer etwa 5 Minuten dämpfen. Knoblauchzehe schälen und fein hacken oder pressen. Mit Sojasoße und Umeboshi-Mus zu einer Soße verrühren und zu den Rouladen reichen.

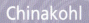

Chinakohl
Chinakohl gehört zu den „Acht Schätzen der chinesischen Heilküche". Er ist eines der ältesten Nahrungsmittel Chinas, und da er in den Augen der „Westler" als besonders typisch für die Region gilt, hat er bei uns auch den Namen Chinakohl. Über den langen Winter ist Chinakohl ein wichtiger Vitaminlieferant, vor allem von Vitamin C, Provitamin A, Niacin und Riboflavin. Außerdem enthält er Kalium, Kalzium, Eisen und Phosphor. Seine thermische Qualität ist neutral, den Blättern und dem Herzen wird eine kühlende, entwässernde, beruhigende und abführende Wirkung zugeschrieben. Die enthaltenen Senföle fördern die Verdauung und stärken die Abwehrkräfte.

Mittag oder Abend

Huhn mit Chinakohl-Maroni-Gemüse

250 g Hühnerfilet
1 Karotte
2 Frühlingszwiebeln
4 Blätter Chinakohl (ca. 300 g)
2 EL Rapsöl
1 Prise Kurkumapulver
2 Scheiben Ingwer
10 geschälte Maroni (vorgegart)
Pfeffer aus der Mühle
1 Prise Salz
3 EL Sojasoße
1 Tasse Gemüsebrühe

Hühnerfleisch in kleine Würfel oder Streifen schneiden. Karotte putzen und in Scheiben schneiden. Frühlingszwiebeln putzen und ebenfalls in Scheiben schneiden. Chinakohl waschen und in etwa 2 cm breite Streifen schneiden.

Eine große Pfanne oder einen Wok mit dem Öl erhitzen. Hühnerfleisch darin scharf anbraten und mit Kurkuma würzen. Dann Karotten, Frühlingszwiebeln und Ingwer beigeben und alles unter Rühren anbraten.

Nach etwa 5 Minuten die Maroni und den Chinakohl zugeben, kurz anbraten, mit Pfeffer, Salz und Sojasoße abschmecken. Mit Gemüsebrühe aufgießen, aufkochen und noch gut 5 Minuten schmoren lassen.

Bei Bedarf nochmals mit Pfeffer und Salz abschmecken, heiß servieren.

Maroni
Maroni oder Esskastanien sind ein wichtiges Stärkungsmittel. Sie enthalten vor allem B-Vitamine, Kalzium, Eisen, Magnesium und Zink. Nach der TCM wirken sie wärmend und stärken vor allem Nieren, Milz und Magen. Außerdem beleben sie das Blut und kräftigen Sehnen und Knochen. Am einfachsten kaufen Sie bereits gegarte Maroni beim Maronibrater oder im Supermarkt.

Kichererbsen-Gemüse-Curry

125 g Kichererbsen
1 Zwiebel
1 Knoblauchzehe
1 EL Sonnenblumenöl
2 Gewürznelken
1 TL Kreuzkümmel, gemahlen
1/2 TL Korianderkörner
1 Prise Salz
1 EL Currypulver
2 Lorbeerblätter
250 ml Gemüsebrühe
Saft einer Zitrone
1/2 TL Kurkumapulver
150 ml Kokosmilch (alternativ 25 g Kokosflocken)
250 g Blattspinat

Vorbereitung: Kichererbsen über Nacht einweichen. Am nächsten Tag abspülen und mit frischem Wasser aufkochen. 45–60 Minuten weich kochen. Entstehenden Schaum abschöpfen.

Zwiebel und Knoblauch schälen und fein hacken. Öl in einem großen Topf erhitzen und die Gewürze kurz anbraten, bis sie zu duften beginnen. Dann Zwiebel, Knoblauch und die gekochten Kichererbsen dazugeben. Gemüsebrühe aufgießen und mit Zitronensaft und Kurkuma abschmecken.

Kokosmilch oder Kokosflocken dazugeben und bei kleiner Hitze etwa 15 Minuten sämig einkochen lassen. Bei Bedarf noch etwas Wasser zugeben.

Spinat waschen, grobe Stiele entfernen und zum Eintopf geben. Alles gut durchrühren und nochmals kurz aufkochen.

Küchentipp
Mit Basmatireis, Quinoa oder Hirse servieren. Statt Spinat können auch Karotten, Lauch, Champignons, Karfiol, Zucchini oder Brokkoli verwendet werden.

Pute auf buntem Gemüse

200 g Putenfilet
1 Prise Salz
Pfeffer aus der Mühle
2 EL Olivenöl
2 Handvoll Kräuter
(z. B. Basilikum, Salbei, Rosmarin, Dille)
2 Knoblauchzehen
1 TL Ingwer, gerieben
1 schwarzer Rettich
1/2 roter Paprika
1 Fenchelknolle
100 g Zuckererbsenschoten

Putenfilet waschen, trocken tupfen, salzen und pfeffern. 1 EL Olivenöl in einer Pfanne erhitzen und das Putenfilet auf jeder Seite scharf anbraten. Backofen auf 180 °C vorheizen.

Kräuter waschen und fein hacken. Knoblauch schälen und durch die Presse drücken. Die Kräuter mit Knoblauch und geriebenem Ingwer vermischen und das angebratene Putenfilet damit einreiben. Eine Auflaufform mit restlichem Öl ausstreichen, Putenfilet einlegen und 25–30 Minuten im Backofen garen.

In der Zwischenzeit den Rettich schälen und in Würfel schneiden. Fenchel waschen, äußere Blätter entfernen, vierteln und in dünne Scheiben schneiden. Paprika waschen und in dünne Streifen schneiden. Zuckererbsenschoten waschen und die Enden abschneiden. Pfanne noch mal erhitzen und das Gemüse im Bratrückstand für einige Minuten knackig braten. Mit Pfeffer und Salz abschmecken.

Das Gemüse auf einem Teller verteilen, Putenfilet in Scheiben schneiden und darauf anrichten.

Küchentipp
Dazu passt Reis, Hirse, Buchweizen oder Quinoa.

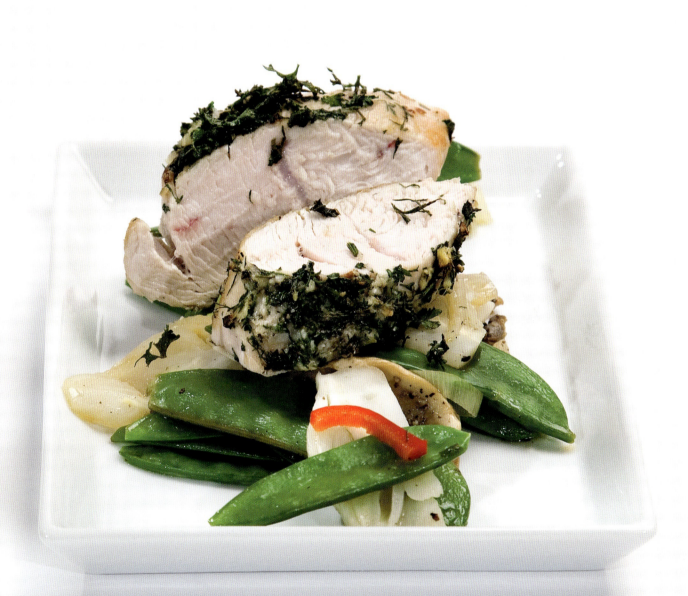

Gemüse-Moussaka

1 Melanzani (etwa 350 g)
1 Kartoffel (etwa 125 g)
4 EL Olivenöl
Pfeffer aus der Mühle
1 Prise Salz
1 Zwiebel
1 Knoblauchzehe
3 kleine Tomaten (etwa 350 g)
10 Oliven
1 Prise Zimt
einige Zweige frischer
Thymian oder Oregano
1 EL Tomatenmark

Backofen auf 180 °C vorheizen. Backblech mit Backpapier auslegen. Melanzani und Kartoffel waschen und in 1 cm dicke Scheiben schneiden. Die Scheiben auf das Backblech legen, mit 2 EL Öl beträufeln und mit Pfeffer und Salz würzen. Melanzani und Kartoffeln etwa 20 Minuten im Ofen garen, nach 10 Minuten wenden.

In der Zwischenzeit Zwiebel und Knoblauch schälen und fein hacken. 1 EL Olivenöl erhitzen, Zwiebel und Knoblauch darin andünsten. Tomaten in Würfel schneiden und mit Zimt zugeben. Mit Pfeffer und Salz abschmecken.

Thymian oder Oregano von den Stielen zupfen, fein hacken und mit Tomatenmark ebenfalls zum Gemüse geben.

Die Mischung dick einkochen, das dauert etwa 20 Minuten, ab und zu umrühren. Oliven entkernen, fein hacken und in die Soße rühren.

Dann eine Auflaufform mit Öl ausstreichen. Den Boden mit Melanzani- und Kartoffelscheiben auslegen, Soße darauf verteilen, wieder Melanzani- und Kartoffelscheiben, nochmals Soße und mit Melanzani- und Kartoffelscheiben abschließen. Das Moussaka im Backofen nochmals 25–30 Minuten backen.

Ritschert mit Pilzen

100 g weiße Bohnen
20 g Shiitake-Pilze, getrocknet
1 l Gemüsebrühe
100 g Rollgerste
1 Zwiebel
2 Scheiben Ingwer
2 Sternanis
3 Karotten
1 Sellerieknolle
250 g Weißkraut
Pfeffer aus der Mühle
1 Prise Salz
Saft einer halben Zitrone
1 TL Paprikapulver
1/2 TL Bohnenkraut, getrocknet
1 Bund Petersilie

Vorbereitung: Bohnen über Nacht einweichen. Alternativ 200 g gekochte Bohnen verwenden. Shiitake-Pilze in Wasser ebenfalls über Nacht einweichen.

Die Bohnen abgießen. Gemüsebrühe mit der Gerste und den Bohnen aufkochen. Zwiebel und Ingwer schälen, fein hacken und mit dem Sternanis zur Suppe geben. Die Suppe etwa 40 Minuten zugedeckt bei kleiner Hitze kochen lassen.

In der Zwischenzeit die Karotten putzen und in Scheiben schneiden. Sellerie schälen und in Würfel schneiden. Weißkraut waschen und in dünne Streifen schneiden. Die eingeweichten Shiitake-Pilze klein schneiden. Das Gemüse und die Pilze in die Suppe geben und weitere 15 Minuten kochen. Mit Pfeffer, Salz, Zitronensaft, Paprikapulver und Bohnenkraut abschmecken. Petersilie waschen, fein hacken und kurz vor dem Servieren untermischen.

Ritschert

Das Ritschert (slowenisch: ričet) ist ein Eintopfgericht, das in den alpinen Gebieten Sloweniens und Österreichs, aber auch Bayerns weitverbreitet ist. Am Grundrezept des Ritschert hat sich im Laufe der Jahrhunderte nicht viel geändert; die Vorgabe Bohnen, Gerste, Gewürze lässt aber viel Spielraum für eigene Variationen. Ob mit oder ohne Fleisch sei jedem selbst überlassen – vegetarische Varianten schmecken gut mit Tofu/Seitan, Soja- oder Bambussprossen, Austern- oder Shiitake-Pilzen oder Nüssen/Samen. Statt geselchtem Schweinefleisch nehmen Gesundheitsbewusste lieber Huhn oder Pute. Der Eintopf kann auch gut vorbereitet und aufgewärmt werden.

Mittag oder Abend

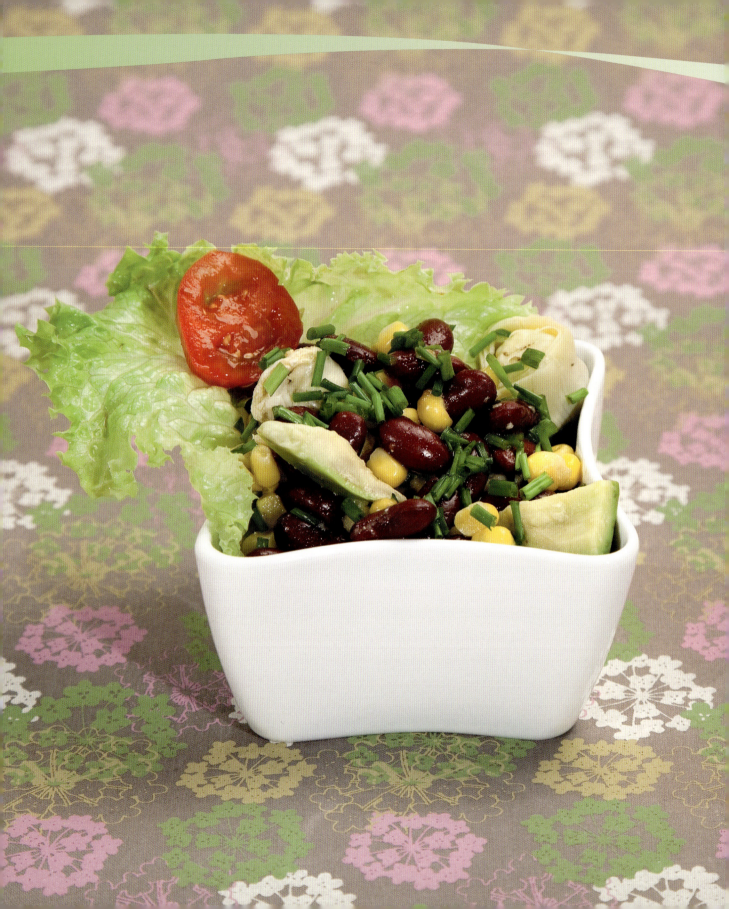

Bohnensalat mit Mais und Avocado

1 Maiskolben (oder
1 kleine Dose Maiskörner)
4 Artischockenherzen
(aus dem Glas)
1 Jungzwiebel
1 Bund Koriander (ersatzweise
Petersilie oder etwas Minze)
1 kleiner Eisbergsalat
1 weiche Avocado
300 g gekochte
rote Kidneybohnen
Saft einer halben Zitrone
4 EL Apfelessig
1 EL Tomatenmark
1 EL Olivenöl
Pfeffer aus der Mühle
1 Prise Salz

Maiskolben in Salzwasser etwa 30 Minuten weich kochen. Vom ausgekühlten Maiskolben die Körner abrebeln.

Artischockenherzen abtropfen lassen und vierteln. Jungzwiebel und Koriander waschen und fein hacken. Eisbergsalat waschen und in mundgerechte Stücke zerteilen. Den Eisbergsalat auf zwei tiefe Teller aufteilen. Avocado schälen und in Würfel schneiden.

In einer Schüssel die Maiskörner mit Avocado, Frühlingszwiebel, Artischocken, gekochten Bohnen und Zitronensaft vermengen. Apfelessig mit Tomatenmark und Olivenöl gut verrühren und zum Salat geben. Mit Pfeffer, gehacktem Koriander und Salz abschmecken.

Den Bohnensalat auf dem Eisbergsalat anrichten.

Küchentipp

Dieser Salat ist auch sehr gut zum Mitnehmen geeignet. Eisbergsalat am besten getrennt transportieren und erst kurz vor dem Essen mit dem Bohnensalat vermischen.

Mittag oder Abend

Tofu-Kraut-Salat mit Birnen und Polenta

200 ml Wasser oder Gemüsebrühe
60 g Polenta
160 g Räuchertofu
2 EL Sonnenblumenöl
1 Zwiebel
150 g Weißkraut
2 Birnen
Pfeffer aus der Mühle
1 Prise Muskatnuss, gemahlen
1 Prise Fenchel, gemahlen
1 TL Umeboshi-Mus (alternativ: Salz)
Saft einer Zitrone
1 Prise Paprikapulver

Gemüsebrühe erhitzen, Polenta einrühren, zu einem Brei aufkochen und dann auf kleiner Flamme 7–10 Minuten ausquellen lassen. Die Polenta auf ein mit Backpapier belegtes Brett streichen und erkalten lassen.

Tofu in Würfel schneiden. 1 EL Sonnenblumenöl in einem Topf erhitzen, die Tofuwürfel kurz knusprig braten und dann beiseitestellen.

Zwiebel schälen und fein hacken. Weißkraut fein schneiden. Einen weiteren EL Öl erhitzen, Zwiebel anschwitzen und Weißkraut dazugeben. Das Gemüse 7–10 Minuten weich dünsten. In der Zwischenzeit die Birnen schälen, in Würfel schneiden und dann zum Gemüse geben.

Mit Pfeffer, Muskatnuss, Fenchel, Umeboshi-Mus oder Salz, Zitronensaft und Paprikapulver abschmecken und nochmals kurz dünsten. Zum Schluss die Tofuwürfel unterheben. Polenta in Würfel schneiden und mit dem Salat servieren.

Küchentipp
Der Salat schmeckt auch kalt sehr gut, dazu am besten über Nacht im Kühlschrank durchziehen lassen und am nächsten Tag mit Walnuss- oder Sesamöl beträufelt servieren.

Mittag oder Abend

Gefüllte Paprika

1 roter Paprika
1 gelber Paprika
100 g Champignons
1 Zwiebel
1 Knoblauchzehe
2 Tomaten
1 EL Rapsöl
8 EL Haferflocken, Kleinblatt
150 ml Gemüsebrühe
1 Prise Salz
Pfeffer aus der Mühle
1 Bund Petersilie
Sprossen zum Garnieren

Backofen auf 180 °C vorheizen. Backblech mit Backpapier auslegen.

Paprika waschen, der Länge nach halbieren und die Kerne entfernen. Champignons putzen und in dünne Scheiben schneiden. Zwiebel und Knoblauch schälen und fein hacken. Tomaten waschen und in kleine Würfel schneiden.

Rapsöl in einer Pfanne erhitzen. Zwiebel und Knoblauch kurz andünsten, dann die Champignons und Tomaten zugeben. Gemüse weich dünsten und dann die Haferflocken unterrühren. Mit Pfeffer und Salz abschmecken.

Mit Gemüsebrühe aufgießen und kurz zu einer sämigen Masse einkochen. Petersilie fein hacken und dazugeben. Die Paprikahälften dann mit der Mischung füllen und im Backofen 20 Minuten backen.

Mit Sprossen garniert servieren.

Mittag oder Abend

Kürbisgemüse mit Fisch

100 g Kürbiskerne
250 g Fischfilet (z. B. Wels, Forelle, Saibling)
Saft einer halben Zitrone
Pfeffer aus der Mühle
1 Prise Salz
1 EL Rapsöl
400 g Kürbis (z. B. Butternuss)
1 Zwiebel
1 EL Olivenöl
1/2 Bund Petersilie
1/2 Bund Basilikum

Backofen auf 180 °C vorheizen.

Kürbiskerne in einer beschichteten Pfanne ohne Fett anrösten, kurz auskühlen lassen und dann fein hacken. Fischfilets waschen, putzen, mit Zitronensaft beträufeln und mit Salz und Pfeffer würzen. Die Filets am dicken Ende beginnend zu einem Röllchen einrollen und in den gehackten Kürbiskernen wälzen.

Zwei Kaffeetassen oder kleine Backformen mit Rapsöl ausstreichen und die Fischröllchen in die Tasse setzen. Im Backofen 15–20 Minuten garen.

In der Zwischenzeit den Kürbis schälen und in kleine Würfel schneiden. Zwiebel schälen und fein hacken. In einem Topf Olivenöl erhitzen, Kürbiswürfel und Zwiebel darin anbraten, mit Pfeffer und Salz abschmecken. Bei Bedarf etwas Wasser zugeben und 10–15 Minuten weich dünsten. Petersilie und Basilikum fein hacken und zum Kürbisgemüse geben. Kürbisgemüse auf zwei Teller verteilen und mit dem Fisch anrichten.

Küchentipp
Als Beilage Petersilkartoffeln oder gekochtes Getreide (z. B. Hirse, Quinoa, Reis mit Amaranth) servieren.

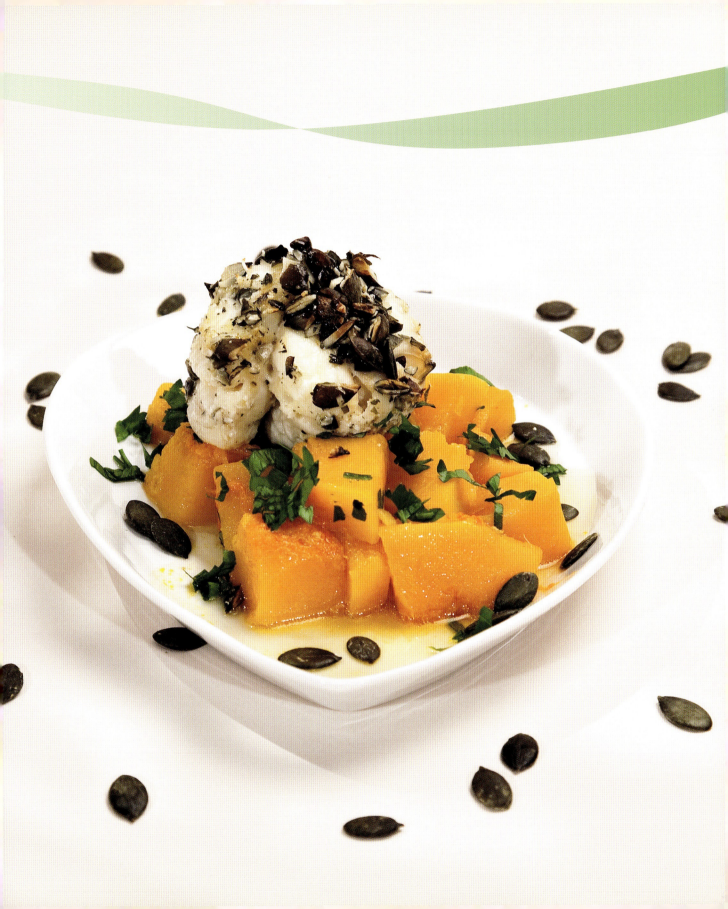

Grillhuhn mit Tomaten-Karotten-Salat

250 g Hühnerfilet
2 EL Sojasoße
2 Karotten
1 Prise Kreuzkümmel (Cumin), gemahlen
1 rote Zwiebel
2 Tomaten
100 ml Tomatensaft
2 EL Apfelessig
1 Prise Paprikapulver
2 EL Sonnenblumenöl
1 Knoblauchzehe
Pfeffer aus der Mühle
1 Prise Salz
2 EL Kokosraspeln
1/2 Bund Koriander
(alternativ: Petersilie)

Hühnerfilet waschen, trocken tupfen und in eine Schüssel geben. Mit Sojasoße fest einreiben, die restliche Soße darübergießen und zugedeckt 30 Minuten im Kühlschrank ziehen lassen. Backofen auf 180 °C vorheizen. Die Hühnerstücke auf ein mit Backpapier ausgelegtes Backblech legen und im Backofen 25–30 Minuten braten.

Karotten putzen, in Stifte schneiden und in kochendem Salzwasser mit etwas Kreuzkümmel für 10 Minuten knackig kochen. Zwiebel schälen und fein würfeln. Die Karottenstifte noch heiß in einer Schüssel mit den Zwiebeln vermengen. Tomaten waschen, in Würfel schneiden und zu den Karotten geben.

Tomatensaft mit Essig, Paprikapulver und Sonnenblumenöl verrühren. Knoblauchzehe schälen, durch die Knoblauchpresse drücken und mit Pfeffer und Salz zum Tomatensaft geben. Alles gut durchrühren und dann das Gemüse damit marinieren. Kokosraspeln in einer Pfanne ohne Fett kurz anrösten und den Salat damit bestreuen. Mit den knusprig gebratenen Hühnerteilen servieren.

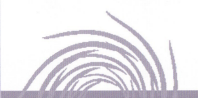

Tomate

Die Tomate ist für viele der Liebling unter den Gemüsesorten. Die Pomodori (= goldene Äpfel) enthalten 13 Vitamine, 10 Spurenelemente und 7 verschiedene Mineralstoffe. Neben den wichtigen Vertretern Vitamin C, Vitaminen der Gruppe B und Beta-Carotin ist das „neue Vitamin" Lycopin ein wichtiger Vertreter. Lycopin ist für die tolle rote Farbe verantwortlich und wirkt antioxidativ. Wirksam wird Lycopin durch das Kochen, d. h., Tomatensoße, Tomatensuppe und alle gekochten Tomatengerichte sind deshalb besonders gesund. Lycopin wirkt auch als natürlicher Sunblocker und erhöht den Lichtschutzfaktor der Haut.

Radicchiosalat mit Äpfeln und Nüssen

2 Äpfel
Saft einer Zitrone
100 g Nussmischung
(z. B. Mandeln, Haselnüsse, Kürbiskerne)
1 kleiner Radicchiosalat
1 Handvoll Vogerlsalat
2 EL Olivenöl
Pfeffer aus der Mühle
1 Prise Salz
4 EL Apfelessig
2 Zweige Dille

Äpfel waschen, vierteln, Kerngehäuse entfernen und der Länge nach blättrig schneiden. Apfelspalten auf einem Teller mit Zitronensaft beträufeln.

Eine Pfanne erhitzen und die Nussmischung anrösten, dann beiseitestellen.

Radicchio waschen, halbieren und in etwa 1 cm breite Streifen schneiden. In einer Schüssel den Radicchio mit dem Vogerlsalat vermischen, Apfelspalten unterheben. Aus Olivenöl, Pfeffer, Salz und Apfelessig eine Marinade zubereiten und zum Salat geben, alles gut durchmischen.

Zum Schluss die Nussmischung über dem Salat verteilen und mit Dillespitzen garniert servieren.

Radicchio
Radicchio, wegen seines bitteren Geschmacks in manchen Gegenden auch Rote Endivie genannt, gehört zur Familie der Korbblütengewächse. Wie bei allen Zichorienarten ist in den Blattrippen der Bitterstoff Intybin enthalten, der die Produktion von Gallensäften anregt und dadurch eine günstige Wirkung auf Verdauung und Blutgefäße hat. Durch das enthaltene Kalium wirkt Radicchio entwässernd, durch seine Folsäure blutbildend und das enthaltene Vitamin C stärkt das Immunsystem.

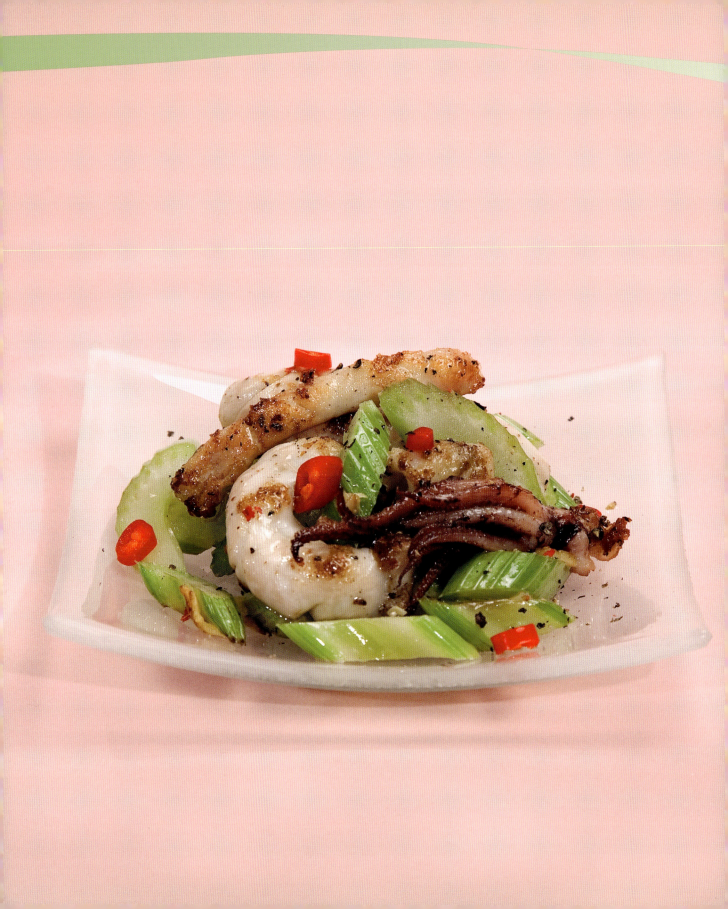

Tintenfisch mit Stangensellerie

250 g Tintenfisch
250 g Stangensellerie
2 Knoblauchzehen
1 TL Ingwer, gerieben
2 EL Rapsöl
Pfeffer aus der Mühle
1 Prise Salz
evtl. 50 ml Gemüsebrühe
1 Tomate
1 Prise Currypulver oder Paprikapulver

Tintenfisch putzen, in Rautenmuster einschneiden und dann in Streifen schneiden. Stangensellerie schräg in Streifen schneiden. Knoblauch und Ingwer fein hacken.

1 EL Öl in einer Pfanne erhitzen. Stangensellerie mit Knoblauch und Ingwer anbraten und kurz dünsten. Gemüse dann beiseitestellen. Restliches Öl erhitzen und den Tintenfisch so lange braten, bis er glasig weiß ist. Dann das Gemüse wieder dazugeben und mit Pfeffer und Salz abschmecken. Bei Bedarf mit etwas Wasser oder Brühe aufgießen.

Zum Schluss die Tomate in kleine Würfel schneiden und mit Curry- oder Paprikapulver unterrühren. Sofort servieren.

Küchentipp
Der Tintenfisch kann auch durch Fischfilet (z. B. Wels, Karpfen, Forelle) ersetzt werden. Als Beilage Reis, Hirse, Quinoa oder Kartoffeln reichen. Eventuell vorhandenes Selleriegrün klein hacken und als Garnitur darüberstreuen.

Salat mit Wildreis

1 Tasse Wildreis
2 Orangen
1 Avocado, weich
4 Artischockenherzen
(aus dem Glas)
2 Handvoll Rucola oder
Vogerlsalat
2 EL Rapsöl
Pfeffer aus der Mühle
1 Prise Salz
2 EL Essig

Wildreis in Wasser ca. 30 Minuten kochen und in einem Sieb abtropfen lassen. In der Zwischenzeit eine Orange zu Saft auspressen, die zweite Orange schälen und filetieren.

Avocado halbieren, Kern herauslösen und das Fruchtfleisch in Spalten schneiden. Artischockenherzen abtropfen lassen und vierteln. Rucola waschen, grobe Stiele entfernen und in einer Schüssel mit dem abgetropften Wildreis vermischen.

Die Orangen- und Avocadospalten auf dem Reis gleichmäßig verteilen. Artischockenherzen darauflegen. Für die Soße das Öl mit Pfeffer, Salz, Essig und Orangensaft vermischen und über den Salat träufeln.

Wildreis

Eine Sonderform von Reis ist Wildreis, der aus botanischer Sicht eigentlich kein Reis ist, sondern eine Wasserpflanze. Der aus Nordamerika stammende Wildreis wächst an kanadischen Seeufern und im Mississippi-Delta. Das Rispengras, ehemals Hauptnahrungsmittel der indianischen Ureinwohner, wird von Kanus aus geerntet. Mit langen Stangen werden die bis zu 1,80 Meter hohen Halme in das Kanu gezogen und die Körner aus den Ähren geschlagen. Wegen dieser aufwendigen Erntemethode gehört Wildreis zu den teuren Lebensmitteln. Der Anteil an Eiweiß, Eisen, Magnesium und Zink ist aber höher als bei den anderen Reissorten.

Buchweizen-Tofu-Salat

75 g Buchweizen
200–250 ml Wasser
2 Selleriestangen
1 roter Paprika
1 EL Olivenöl
Pfeffer aus der Mühle
1 Prise Salz
200 g Räuchertofu
2 EL Rapsöl
1 EL Dijon-Senf
4 EL Apfelessig
100 Eisberg- oder Vogerlsalat

Buchweizen mit etwa 200 ml Wasser aufkochen und bei schwacher Hitze 10–15 Minuten zugedeckt weich kochen. Topf dann vom Herd nehmen und weitere 5–10 Minuten ausquellen lassen. Bei Bedarf noch etwas Wasser zugeben.

In der Zwischenzeit Stangensellerie waschen und in dünne Scheiben schneiden. Paprika waschen, Kerne entfernen und in dünne Streifen schneiden. Olivenöl in einer Pfanne erhitzen und das Gemüse kurz dünsten. Mit Pfeffer und Salz abschmecken und in eine Schüssel geben. Räuchertofu in Würfel schneiden und ebenfalls in der Pfanne kurz knusprig braten. Dann Tofu zugeben. Aus Rapsöl, Senf, Pfeffer, Salz und Apfelessig eine Marinade zubereiten und mit dem Buchweizen zum Gemüse geben, alles gut durchmischen. Blattsalate waschen, trocken schleudern, in mundgerechte Stücke zerteilen und auf zwei Tellern verteilen. Den Buchweizen-Tofu-Salat darauf anrichten.

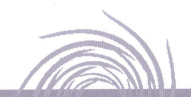

Buchweizen

Buchweizen enthält ca. 10 % biologisch äußerst hochwertiges, glutenfreies Eiweiß. 70 % der enthaltenen Fettsäuren sind ungesättigt und damit besonders gesund für das Herz. Weiterhin ist in Buchweizen Rutin enthalten, ein Flavonoid, das eng mit Vitamin C zusammenarbeitet. Es wirkt gefäßdichtend, heilt Venenbeschwerden und Krampfadern, festigt das Bindegewebe und kräftigt allerfeinste Blutgefäße. Rutin hilft auch bei hohem Blutdruck, Libidomangel, Impotenz, rheumatischen Erkrankungen, Arthritis, Entzündungen aller Art sowie Zahnfleisch- und Nasenbluten. Als besonders basisches Lebensmittel hilft Buchweizen dabei, den Körper zu entsäuern.

Mittag oder Abend

Reispfanne mit Gemüse und Pilzen

4 Selleriestangen
1 roter Paprika
2 EL Rapsöl
1 Maiskolben gekocht oder
200 g Maiskörner
150 g Austernpilze
Pfeffer aus der Mühle
1 Prise Salz
Saft einer Zitrone
300–400 g gekochter Reis
(z. B. Naturreis, Dinkelreis, Haferreis)
1 Handvoll frische Kräuter
(z. B. Koriander, Basilikum, Petersilie, Schnittlauch)

Selleriestangen waschen und in dünne Scheiben schneiden. Paprika waschen, entkernen, in Streifen schneiden.

Rapsöl in einer Pfanne erhitzen, das Gemüse darin anbraten. Maiskörner vom Kolben rebeln oder gekochte Maiskörner in einem Sieb abwaschen, dann zum Gemüse geben.

Die Austernpilze nicht waschen, nur putzen bzw. von sichtbarem Schmutz befreien. Die Pilze dann mit den Fingern grob zerteilen und zum Gemüse geben. Mit Pfeffer, Salz und Zitronensaft abschmecken.

Sobald das Gemüse knackig gebraten ist, den gekochten Reis zugeben und gut untermischen.

Die Kräuter fein hacken und die Gemüse-Reis-Pfanne damit bestreuen.

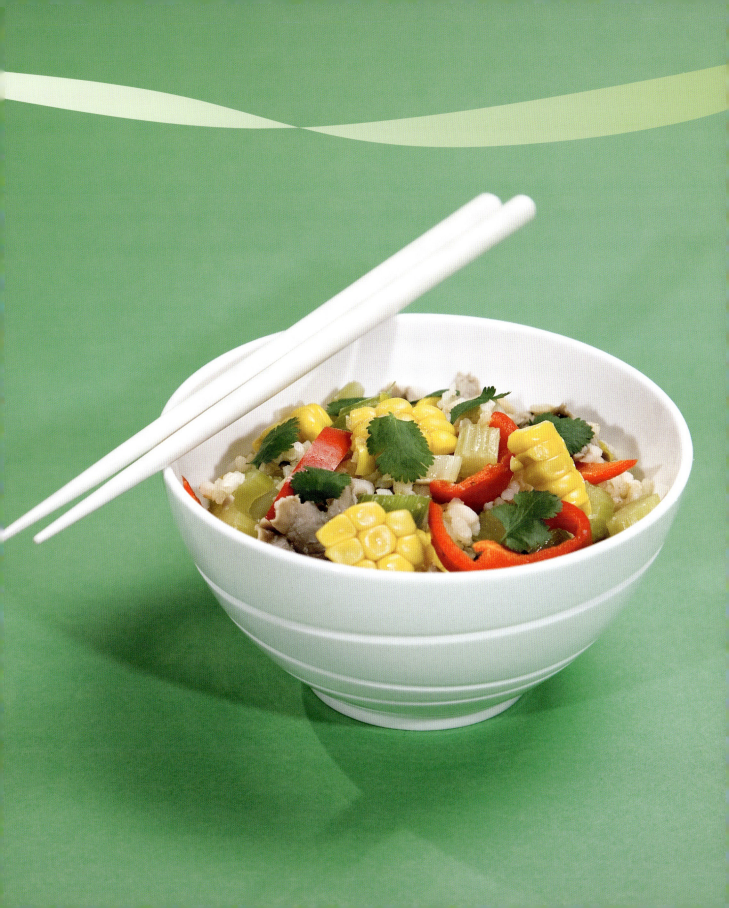

Linsengemüse mit Karfiol

100 g braune Linsen
250 g Karfiol
1 kleine Zwiebel
1 Knoblauchzehe
1 EL Rapsöl
1 Prise Zimt
2 Safranfäden
Pfeffer aus der Mühle
2 EL Currypulver
1 Prise Salz
100–150 ml Gemüsebrühe
Saft einer Zitrone
1/2 TL Kurkumapulver
3 EL Sonnenblumenkerne
1 Zweig Minze

Die Linsen in Wasser 25–30 Minuten weich kochen.

Karfiol in Röschen zerteilen, Zwiebel und Knoblauch schälen und fein hacken. Rapsöl in einem Topf erhitzen. Zwiebel und Knoblauch darin andünsten, dann das Gemüse zugeben und unter Rühren gut anbraten. Mit Zimt, Safran, Pfeffer, Currypulver und Salz würzen. Mit Gemüsebrühe aufgießen, Zitronensaft und Kurkuma beigeben und das Gemüse 10–15 Minuten weich dünsten. Sonnenblumenkerne in einer beschichteten Pfanne anrösten und dann abkühlen lassen. Linsen abgießen.

Das Gemüse mit den Linsen vermischen und bei Bedarf nochmals abschmecken. Minzeblätter in dünne Streifen schneiden. Linsengemüse mit Minze und Sonnenblumenkernen bestreut servieren.

Karfiol

Karfiol ist aus der bewussten Küche kaum wegzudenken. Ganz frisch enthält er viel Vitamin C. Neben Phosphor, Kalium, Kalzium, Magnesium, Natrium und Eisen enthält Karfiol aber auch seltene Spurenelemente wie Zink, Jod, Kupfer und Fluor. Wer unter Schilddrüsenüberfunktion leidet, sollte Karfiol wegen seines relativ hohen Jodgehalts meiden. Am bekömmlichsten ist Karfiol gedämpft oder gedünstet. Gewürze wie Kümmel oder Muskat unterstützen bei der Verdauung.

Fisch auf Fenchel-Tomaten-Reis

1 Fenchelknolle
1/2 Zwiebel
2 EL Olivenöl
100 g Reis
Pfeffer aus der Mühle
1 Prise Salz
350–400 ml Wasser oder Gemüsebrühe
2 Fischfilets (z. B. Lachs, Forelle, Zander)
1 Tomate

Fenchel waschen, vierteln, Strunk herausschneiden und dann in dünne Streifen schneiden. Fenchelgrün fein hacken und beiseitestellen. Zwiebel schälen und fein hacken. In einem Topf 1 EL Olivenöl erhitzen und die Zwiebel darin anschwitzen. Fenchel zugeben, kurz rösten und dann den Reis zugeben. Mit Pfeffer und Salz abschmecken und mit Wasser oder Gemüsebrühe aufgießen. Zugedeckt bei mittlerer Hitze 10–15 Minuten dünsten, hin und wieder umrühren.

Inzwischen in einer beschichteten Pfanne 1 EL Olivenöl erhitzen. Fischfilets waschen und trocken tupfen. Die Filets zuerst an der Hautseite 3–5 Minuten braten, mit Pfeffer und Salz würzen und dann auf der zweiten Seite kurz braten.

Tomate waschen und in Würfel schneiden. Die Tomatenwürfel mit dem gehackten Fenchelgrün zum Fenchelreis geben. Alles gut durchrühren, bei Bedarf nochmals abschmecken. Fisch auf Fenchel-Tomaten-Reis anrichten.

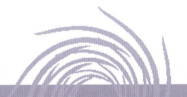

Fenchel

Man liebt ihn oder man hasst ihn – den süßlichen Geschmack des Fenchels, der dem von Anis oder Lakritze sehr ähnlich ist. Fenchel ist voll von Vitaminen und Mineralstoffen. Er enthält etwa doppelt so viel Vitamin C wie Zitrusfrüchte, außerordentlich viel Beta-Carotin, Vitamin K, Folsäure, Kalium, Kalzium, Eisen und Magnesium. Fenchelgemüse wirkt beruhigend für Magen und Darm und reguliert die Verdauung. Weiterhin wirkt er stärkend auf das Immunsystem und steigert die Zelltätigkeit. Fenchel ist laut TCM ein sehr wertvolles Gemüse. Er wirkt leicht erwärmend und stärkt Magen und Verdauung, besonders bei Neigung zu Verstopfung. Mahlzeiten mit Fenchel wirken entgiftend, schleimlösend und verbessern die Durchblutung.

Mittag oder Abend

Rezepte von A bis Z

B

Bananen-Sesam-Porridge 69
Basen-Gemüse-Suppe 42
Bohnensalat mit Mais und Avocado 95
Buchweizen mit Apfel und Haselnüssen 67
Buchweizen-Tofu-Salat 105
Bunte Gemüsepfanne mit Hirse 84

C

Chinakohl-Reis-Rouladen 87

D

Detox-Brühe 42
Detox-Suppe nach TCM 43
Dinkelmus mit Karotten 55

F

Fisch auf Fenchel-Tomaten-Reis 109

G

Gefüllte Kartoffeln 58
Gefüllte Paprika 97
Gemüse-Moussaka 92
Gemüsepfanne, bunte, mit Hirse 84
Gemüsesuppe mit Kerbel 44
Gerstenflockenporridge mit Erdbeeren 72
Gewürzhirse mit Tomaten 50
Gewürzbirne 75
Grillhuhn mit Tomaten-Karotten-Salat 100
Grüne Grütze 76

H

Haferreis mit Kürbis-Karotten-Gemüse 54
Hirse mit Birnen und Weintrauben 77
Huhn mit Chinakohl-Maroni-Gemüse 88

K

Karfiolsuppe mit Polenta 82
Karotten mariniert 40
Kartoffel-Endivien-Salat
  mit Weintrauben und Nüssen 60
Kartoffeln, Gefüllte 58
Kartoffel-Gemüse-Gulasch mit Räuchertofu 85
Kartoffeln, Rosmarin-, mit Kürbis 61
Kartoffelsalat mit grünem Spargel 57
Kichererbsen-Gemüse-Curry 89
Kohlrabisuppe 45
Kürbisgemüse mit Fisch 98

L

Linsen-Gemüsesuppe 80
Linsengemüse mit Karfiol 108

M

Maisrisotto 52

O

Obst als Kompott 73
Obstsalat mit Nussgranola 70

P

Paprika, Gefüllte 97
Pikante Polenta 65
Pute auf buntem Gemüse 90

Q

Quinoa-Pilz-Pfanne 53

R

Radicchiosalat mit Äpfeln und Nüssen 101
Radieschen mariniert 40
Reispfanne mit Gemüse und Pilzen 106
Reissuppe mit Zucchini 64
Ritschert mit Pilzen 93
Rosmarinkartoffeln mit Kürbis 61
Rote Grütze 76
Rote Rüben-Suppe 81

S

Salat mit Wildreis 104
Süßreis mit Birne und Mandeln 68

T

Tintenfisch mit Stangensellerie 103
Tofu-Kraut-Salat mit Birnen und Polenta .. 96

Kleiner Küchendolmetscher

Heidelbeeren – Blaubeeren
Jungzwiebel – Frühlingszwiebel
Karfiol – Blumenkohl
Karotten – Möhren, Gelbe Rüben
Kletzen – Dörrbirnen
Kohl – Wirsing
Kohlsprossen – Rosenkohl
Kraut – Kohl
Marillen – Aprikosen
Maroni – Esskastanien
Melanzani – Auberginen
Orangen – Apfelsinen
Polenta – Maisgrieß
Ribiseln – Johannisbeeren
Rote Rüben – Rote Beete
Vogerlsalat – Feldsalat, Rapunzel
Weißkraut – Weißkohl
Zwetschken – Zwetschgen, Zwetschen, Pflaumen

Verwendete Literatur

- Blarer Zalokar, Ulrike von; Fendrich, Barbara; Haas, Karin; Kamb, Petra; Rüegg, Eve:
  Praxisbuch Nahrungsmittel und Chinesische Medizin
  Wirkungsbeschreibungen und Indikationen der im Westen gebräuchlichen Lebensmittel
  Bacopa Verlag, Schiedlberg, 2009
- Hornfeck, Susanne; Ma, Nelly:
  Die acht Schätze der chinesischen Heilküche
  Deutscher Taschenbuch Verlag, München, 2004
- Li, Christine:
  Chinesische Medizin für den Alltag
  Gräfe und Unzer Verlag, München, 2006
- Magazin Bio
  Ausgabe 1/2009
- Marktl, Wolfgang; Reiter, Bettina; Ekmekcioglu, Cem (Hrsg.):
  Säuren – Basen – Schlacken
  Pro und Contra – eine wissenschaftliche Diskussion
  Springer Verlag, Wien, 2007
- Möll, Ralf:
  Individuell entsäuern
  Südwest Verlag, München, 2007
- Münzing-Ruef, Ingeborg:
  Kursbuch gesunde Ernährung
  Die Küche als Apotheke der Natur
  Wilhelm Heyne Verlag, München, 2008
- Pschyrembel, Willibald:
  Wörterbuch Naturheilkunde und alternative Heilverfahren
  De Gruyter, Berlin, 1999
- Temelie, Barbara; Trebuth, Beatrice:
  Die Fünf Elemente Ernährung für Mutter und Kind
  Joy Verlag, Sulzberg, 1994
- Unger, Frank M.; Viernstein, Helmut:
  Die Säure-Basen-Balance
  Mein Körper im Gleichgewicht
  Hirzel Verlag, Stuttgart, 2009
- Wacker, Sabine; Wacker, Andreas:
  300 Fragen zur Säure-Basen-Balance
  Gräfe und Unzer Verlag, München, 2008
- Yanping, Wu:
  Ernährungstherapie mit chinesischen Kräutern
  Urban & Fischer, München, 2005
- Zizenbacher, Petra Maria Orina:
  Gemüse, Getreide, Obst
  Die Küche als Apotheke
  Natur-Heil-Kunst Verlag, Wien, 2005
- Zizenbacher, Petra Maria Orina:
  Gewürze – Apotheke über dem Herd
  Verlag Freya, Linz, 2003

Homepages

- www.heilkräuter.de
- www.biothemen.de
- www.fid-gesundheitswissen.de
- www.basicbio.de

Fünf-Elemente-Rezeptservice

Möchten Sie sich regelmäßig mit der Fünf-Elemente-Ernährung etwas Gutes tun? Gehen Ihnen manchmal die Ideen für neue Gerichte aus?

Wenn das die Situation trifft, dann ist das „essen:z abo" – mein Rezeptservice – für Sie eine gute Unterstützung. Sie erhalten jeden Monat eine Auswahl an Rezepten – individuell auf Ihre Anforderungen und Bedürfnisse abgestimmt. Die Zustellung erfolgt per E-Mail – einfach und unkompliziert.

Als LeserIn dieses Buches haben Sie die Möglichkeit, den Fünf-Elemente-Rezeptservice von Dr. Claudia Nichterl zum ermäßigten Preis zu abonnieren. Weitere Informationen finden Sie auf der Homepage www.essenz.at/abo. Die Ermäßigung von 10 Euro erhalten Sie nach Eingabe des Gutscheincodes DETOX10.

Impressum

avBUCH im Cadmos Verlag
Copyright © 2010 by Cadmos Verlag, Schwarzenbek
2. Auflage 2013
Gestaltung: Ravenstein + Partner, Verden
Satz: armanda, geisler Wien
Projektleitung: Brigitte Millan-Ruiz, avBUCH
Redaktion: Rosemarie Zehetgruber – gutessen consulting, Wien
Bildreproduktion: Hantsch und Jesch PrePress Services OG, Wien

Coverfoto: www.istockphoto.com: webphotographeer
Fotos im Innenteil: fotolia.com: Patrizia Tilly (S. 7), mediamo (S. 9), Bildagentur Waldhäusl: Westend61/Adrian Raba (S. 34), Uwe Urbann (alle anderen)

Deutsche Nationalbibliothek – CIP-Einheitsaufnahme
Die Deutsche Nationalbibliothek verzeichnet diese Publikation in der Deutschen Nationalbibliografie; detaillierte bibliografische Daten sind im Internet über http://dnb.ddb.de abrufbar.

Das Werk ist einschließlich aller seiner Teile urheberrechtlich geschützt. Jede Verwertung außerhalb der engen Grenzen des Urheberrechtsgesetzes ist ohne Zustimmung des Verlages unzulässig und strafbar. Das gilt insbesondere für Vervielfältigungen, Übersetzungen, Mikroverfilmungen und die Einspeicherung und Verarbeitung in elektronischen Systemen.

Die Studien und Erkenntnisse über die Anwendungen und Rezepte in diesem Buch wurden sorgfältig recherchiert und nach bestem Wissen und Gewissen wiedergegeben. Alle Informationen ersetzen aber in keinem Fall ärztlichen Rat und ärztliche Hilfe. Bei erkennbaren Krankheiten ist ein Arzt aufzusuchen. Der Verlag und die Autorin übernehmen keinerlei Haftung für Beschwerden, die sich durch Anwendung der Rezepte ergeben, und übernehmen auch keinerlei Verantwortung für medizinische Forderungen.

Druck und Bindung:
Werbedruck GmbH Horst Schreckhase, Spangenberg

Printed in Germany

ISBN 978-3-7040-2385-8